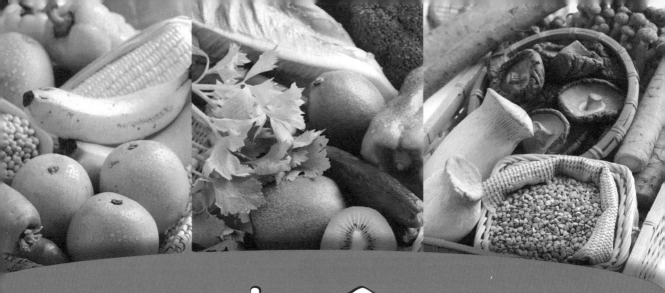

癌症素食全书

防癌抗癌&治疗恢复 家庭饮食处方

张金坚◎总策划
乳癌防治基金会董事长
台湾大学医学院外科教授

U0219057

柳秀乖◎著
乳癌防治基金会营养保健讲师

中国农业大学出版社

总目录 Contents

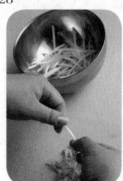

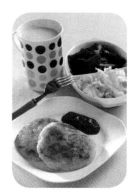
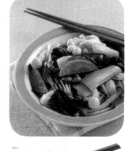
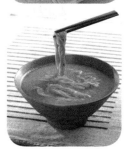

食谱应用目录 Contents

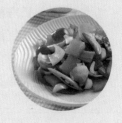

汤品篇

编按：【汤品篇】食谱规划有中药材应用及 7 色蔬果搭配。午餐及晚餐时可挑选一道，作为汤品。不只可帮助暖胃如元气汤、香莘汤，晚餐若选择山药浓汤，更可帮助睡眠。

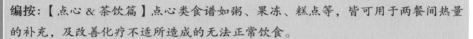
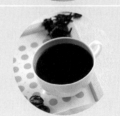

点心 & 茶饮篇

编按：【点心 & 茶饮篇】点心类食谱如粥、果冻、糕点等，皆可用于两餐间热量的补充，及改善化疗不适所造成的无法正常饮食。

茶饮多为中药材成分，其性质也适合一般人使用，可作为化疗期水分补充及症状改善，尤其可改善口腔溃疡、疼痛、恶心、呕吐、食欲不振等，饮用次数原则上一天 2 ～ 3 次勿过量。

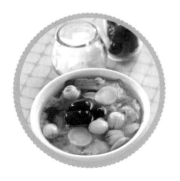

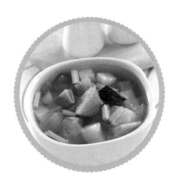

【推荐序1】

癌症素食全书，引领健康风潮

文／潘子明

　　癌症一直占近年来台湾十大死亡原因之首，因此，全世界的科学家均倾全力投入癌症治疗的研究中。在医药方面，不但有许多突破性的新药上市；在食品科学上，对于"饮食如何防治癌症"的课题也进行深入的探讨，陆续可见实证的研究发表于国内外学术杂志且受到广大民众的关注。

　　在全球暖化的威胁下，倡导节能减碳、无肉的素食人口因而日益增加，素食蔚为风潮。乳癌防治基金会董事长张金坚教授，及乳癌防治基金会营养保健讲师柳秀乖女士，继《癌症饮食全书》受到广大社会民众的支持和回响之后，再出版《癌症素食全书》，正是回应病友的需求，也是符合时代潮流的创举。

　　本书内容涵盖层面既广且深，从最基本的如何选购、清洗蔬果到保鲜烹煮原则等，皆巨细靡遗不厌其烦地提供正确的指引。文中并整理出"保健小叮咛"和"健康小叮咛"，以加深读者的印象。同时，还告诉大家如何自制素酱汁以增添素食的美味，并提供食谱范例。其中的"食材营养贴心小语"和"烹调健康实用技巧"，让你因"知其所以然"而吃得深具信心。字里行间不断提醒大家食品安全的重要性，处处可见作者的专业和用心。

　　"吃得健康，活得好"应不再只是口号，而是要遵循正确的指引并加以落实。本人长期致力于食品科学的研究，乐见这样一本实用优质的素食指导全书完成。它是病友的福音，也是掌厨者的好帮手。

　　祝贺此书的诞生并乐为推荐。

（本文作者为台湾大学生命科学院生化科技学系教授兼系主任、
台湾保健食品学会理事长）

【推荐序2】

一本癌症病友最实用的素食全书

文／郑金宝

现代人享受物质文明，对于生活的目标非常多，其中追求健康的身体，无非是最重要的。比起以前，现在对于饮食之讲究，实非古人所能想象，一般常人的饮食远胜古代的王公贵族，唯在幸福美满的背后，却身陷现代文明病的威胁而不自知。或即使知道过多热量或过多盐分，会增加人体器官的负担，却无法克服对美味的追求，等到身体出现三高，才有所警觉，却又有为时已晚的感觉。

据来自台湾的数据显示十大死亡原因当中，癌症蝉联 27 年榜首，事实上，癌症与我们的生活起居以及饮食均有相当密切的相关性。若能站在预防医学的角度，调整饮食习惯，很多癌症、代谢症候群、糖尿病，都是可以预防的。即使罹病后，若能改变饮食或生活习惯，对于病患的治疗或恢复，都有积极且正面的效果。

本书是针对癌症病友所写的，作者鼓励病友采用素食来抗癌，学习正确的素食，选择适合自己的素食开始，调整补充素食的营养，除了选择天然食物，也对选购各类食物的原则、蔬果的清洗做了详细说明，然后告诉读者正确的烹调素食，对于改善治疗期间副作用的烹调方法，治疗与恢复期的素食饮食，均有深入的解释。书中列举癌症病友的健康素食原则，避免使用高危险的致癌物质，其中也谈及中药材料搭配，以提升免疫力，对于素食的菜色变化，均有很好的搭配设计。另外，健康食材的准备中，也论及抗癌植物生化素的功能，最后为方便读者，特别准备示范食谱，不仅食谱内容充实，作者更毫不吝啬的详细提出制作的实用技巧，的确是实用的抗癌病患的好帮手。

很多人在养尊处优中生活，突然遭逢恶疾突袭，心情上难以接受，建议病友必须勇于面对，接受治疗，以及疗后的保养；有些病友经过彻底改变饮食习惯后，通过积极实践正确的饮食方法，产生意想不到的效果与帮助。套用莎士比亚在哈姆雷特剧本中所言，绝症用绝药去除，否则全盘皆输，重症后的改变饮食习惯，可能是 "To be or not to be; to die or not to die."

张金坚教授与柳秀乖老师撰写此书，实在用心良苦，与读者分享，实是福气，该书出版前，嘱己写序，深感荣幸，当仁不让，特以推荐。

（本文作者为台大医院营养部主任）

【作者序1】

提供全家人防癌抗癌的最佳饮食指南

文／张金坚

　　"吃什么？怎么吃？"是当今社会大众最关心的热门话题。事实上，饮食与多种疾病有关，当然癌症也不例外，近年来欧美各国竞相研究饮食与癌症之关系，许多研究证据显示肉食或肉制食品与许多癌症有关，诸如大肠直肠癌、前列腺癌、乳腺癌等。

　　从 1970 年开始，来自营养学相关专家渐渐了解摄取过多的脂肪，或肥胖女性容易得卵巢癌、子宫内膜癌等；相反地，进食高纤食材如蔬菜、水果与五谷类，可以预防大肠癌、乳腺癌、食道癌、胃癌甚至肺癌等癌症发生。慢慢的，素食的风潮在国内外渐受重视。而且非常普遍，单在台湾就有 200 多万之素食人口。

　　2007 年世界癌症基金会及美国癌症研究所，特别发布《食物、营养与癌症预防》之报告，强烈地指出以植物性为主的饮食方式有助于预防癌症，并建议大量减少肉类之摄取。然而不正确的素食方式或不当之装备过程，反而可能使素食者造成营养失调、贫血或维生素 B_{12} 缺乏情形。正因为如此，仍有不少民众对于素食有许多疑问与误解，本人虽是医疗从业人员，但过去偏爱香喷喷的红肉类食品，造成体重激增，血中胆固醇也偏高，自觉这些现象乃源自饮食不当所致。因此近年来，慢慢减少摄取肉类食品，改以鱼类与植物性食材为主，体重与胆固醇都可以控制在正常范围，虽然并非完全素食，但已能深切体认素食的好处。

　　本书另一位作者柳秀乖女士，一直是乳癌防治基金会的志工，多年来从事乳癌病友饮食指导与咨询，实务经验相当丰富，她特别强调使用天然素食食材，尽量避免加工食品；并重视烹调方式，而且充分掌握均衡的营养与成分；有关癌症患者在治疗期间及追踪过程中，也能够对应不同阶段做适当饮食的调整；有助于癌症病友能够享受色、香、味俱全的素食餐点，不致因副作用中的食欲不振、进食困难，导致营养不良或体力不支。

　　当今癌症已是台湾十大死因之首，相关诊断与治疗非常进步，然而如何预防与如何饮食仍是防癌的关键，相信本书能够提供素食者正确的知识，特别是病友与家属，在选择素食时能够从本书中获得实用而且有效的信息。因此，本书确实是一本值得推荐而且可看性极高的好书。

【作者序2】

选对素食好食材，才是健康源头

文／柳秀乖

　　首先非常感谢病友读者们对第一本书《癌症饮食全书》的爱护及热烈回响，也给予基金会许多宝贵的建议，许多素食的病友提出他们的疑惑："罹癌后是否可吃素？需要改吃生机饮食吗？或是化疗期如何吃素才能获得抗癌的营养食物？……"种种对于素食的疑问，都希望乳癌防治基金会能提供此方面的资讯，因此决定出版《癌症素食全书》，指导病友如何正确吃素才能获得健康。

　　此时适逢全球暖化、气候异常严重，影响到生态环境，连带影响农作物生长，进而引发全世界推行"吃素抗暖化"风潮，通过节能减碳改善日益变化的自然环境。而本书以自然健康素食为主，除了提供癌症病友选用，也提供一般读者作为健康吃素的最佳参考，达到节能减碳、减少环境污染，更有益于人类健康。

　　因此，基金会本着协助病友提供营养咨询的宗旨，经由蔡爱真总监及刘羽芬护理师的推动及原水文化规划下，由笔者设计自然健康、灵活变化的素食食谱，及搭配健康的酱汁、油脂及烹调方法，作出适合癌症病友在治疗及恢复期的素食饮食，以提供足够的能量及有益防癌抗癌的营养素，提升病友的免疫力，增加治疗的效果及缓解治疗的不适，进而加强恢复期的营养补充，改善生活品质，同时详尽介绍生机有机的概念，及如何选择好食材。

　　素食食材包括全谷类、豆类、蔬果类、芽菜类等，皆含有抗癌的营养素及植化素。许多素食者吃素而营养不良及造血功能差，皆与其饮食方式及摄取食材有关，本书特别强调如何吃出均衡又健康的素食，除了作为病友健康吃素的最佳实用工具书，更提供全家人作为防癌抗癌的保健书，共同享用健康美味的食疗食谱。

　　笔者家人经营有机农场，自己也有机会参与耕种，与大自然植物接触后才知道我们所吃的食物是人虫大战后的剩余产物，平常看到的一般惯性耕种农作物外形美观又肥大，其实是经过农药杀虫剂洗礼后的产物；而有机耕种的作物其外形结实、形体较小，却蕴藏丰富的营养素、抗癌维生素、矿物质，不仅吃得安心又健康。因此，耕种的方式决定食物营养，同时影响我们的健康，选购食材时千万别一味要求食材的外表美观，唯有改变观念，学习挑选食材，才能吃得安全又健康。

　　而癌症病友在治疗及恢复期，对于食物的要求更应特别注意安全无毒，因为在抗癌的过程中，病友的身体非常需要食物营养的滋补，无法再受到有毒食物的伤害，所以本书中才会一再提醒病友选择好食材、正确清洗、健康烹调的重要。因此，建议病友若经济许可，购买认证安全的有机食物，虽然有些病友会认为有机食材太昂贵，但以笔者长期接触病友的了解，罹癌后接受治疗的费用更甚于有机食材花费的无数倍，所以，花小钱购买有机安全的食物，找回无价的健康是值得的。

　　需提醒的是，许多病友认为接受治疗后已康复便不再注重营养的摄取、补充体力，事实上如果没有好的体力与癌症对抗，癌症是会复发的，因此，补充营养是一辈子的事，病友们也要学习"把病交给医生，把保养交给自己"。

　　笔者很荣幸地再次与乳癌防治基金会张金坚董事长共同合作编写此书，在张董事长及蔡爱真总监全力支持下顺利完成，也非常感谢基金会幕后工作者刘羽芬护理师及林喜碧女士协助文稿誊写，及原水文化协力整编，特别是企划编辑美云的卖力协助，更感谢台北医学大学林松洲教授所指导的食物自然疗法，及生机老师李秋萍所提供的食谱及生机指导，以及彩虹生机的伙伴们在食材上的准备及协助。而且家中先生及女儿的支持，也是促成笔者坚持历经一年的策划、拍照、持续写作的一大动力。

　　本书内容参考许多相关资料及收集自身与病友接触的资讯，希望各位先进能不吝指教以作为参考及改进。就如羽芬护理师所言："我们的书希望能提供需要的病友，帮助他们更顺利渡过痛苦的治疗期，而这同时也是基金会的宗旨及期望。"

　　病友也要常怀感恩的心，保有积极乐观的态度，只有乐观的人才总是能在每次的忧患中看到机会，并勇敢面对每次的治疗与保持愉快的正向思维。吃得健康也活得乐观，拥有健康才能把握财富与幸福，病友们更要有信心来对抗癌症，希望书内的资讯能引导及帮助病友力行，使抗癌之路更顺利。

【特别说明】

本书使用说明

一般超市及有机商店皆可取得食材

本书使用的食材皆为天然的食材，一般超市或有机商店便可购得。但某些素调味品，可能需要到有机商店才能购得，如东炎酱等。

书中所列的7色抗癌食材及中药材，均灵活运用于食谱示范

书中所列的7色抗癌植化素食材、辅助抗癌的中药材、辅助饮食的素调味品，及简易的自制素酱料，均灵活运用于食谱示范中，除了提供病友正确饮食观，更能方便落实于生活中。

本书使用的烹调计算单位说明

- 电锅外锅量杯水 = 140毫升；汤料一碗水 = 约180毫升；牛奶一杯 = 240毫升
- 调味料一大匙（汤匙）= 15毫升；一小匙（茶匙）= 5毫升
- 中药材一钱 = 3.75克

　　注：本书中一钱按旧秤计算，每斤是600克，每两是10钱。

食谱份量以一人份为主，可视全家人数加乘共同享用

书中食谱食材份量以一人份为主。食谱的设计也非常适合全家共同享用，只要依家中人数加乘，便可一同食用防癌抗癌的健康食谱。而书中的点心及茶饮，可多煮些量冷藏于冰箱，使用时再加温，方便饮用。

贴心的食材营养分析及健康烹调的食用技巧

每份食谱除了标示营养素，还附上"食材营养贴心小语"专栏说明，列出食谱中食材的抗癌功效及成分。以及"烹调健康实用技巧"专栏说明，如何聪明运用烹调及变化方法，加强实作时的灵活变化。

【前　言】

癌症病人的正确素食观

文／柳秀乖

在 21 世纪初，我们所生存的环境已遭受到了许多污染，包含土壤、空气、水资源，也连带影响到我们吃的食物，不论是动物性或植物性食物皆受到不同程度的污染。例如动物性肉类中容易含有荷尔蒙、抗生素及其他药物的残留；而植物性蔬果类则有农药残留、杀虫剂、化学肥料及工业污染物的污染，皆造成对人类健康的严重威胁。许多医学研究指出这类食物进入人体内会引发癌症、降低免疫力及造成食物过敏、慢性病的形成。

饮食文化的改变也是引发近年来影响人类健康的一大因素，例如加工食品的产生，大规模的工业产品，使产品种类增加，但食物的品质却下降，产生许多有害健康的加工料。

现代精致饮食和老祖宗传统自然与粗食饮食差异相当大，也更容易引发许多疾病，如癌症、慢性病产生，如精致饮食中脂肪摄取量增加，肉类摄取增多，造成癌症、心血管疾病的罹患率升高。因此，为了健康，唯有回归自然，选择最天然的植物性蔬果，学习正确的烹调方法，摆脱错误的素食迷失，才是真正的健康之道。

植物性饮食才能远离症病的威胁

常年以来，许多人都有着"动物性蛋白质优于植物性蛋白质"的错误观念，但根据德国的 Max Planck 中心营养研究，提出的结论："植物性蛋白质品质优于动物性蛋白质，特别是绿色植物含有多种优质蛋白质。其他如坚果类、芽菜类、黄豆等都含有必需氨基酸的蛋白质，皆不亚于动物性蛋白质。"因此植物性食物可以说是最好的食物来源。

此外，植物性食物有丰富的钾来源，如香蕉、黄豆、南瓜、橘子，其钾为钠的 200 ~ 500 倍，钾不只能防止细胞突变，更能降低癌症罹患率，在防癌功能上扮演重要的角色。但依据新英格兰杂志年鉴文章报道，在旧石器时代，钾的摄取为钠的 16 倍，但至近年已降为 0.7 倍，显示钾与钠摄取的比例，降低许多。所以多选用植物性蔬果可获取高含量的钾，达到防癌效果。

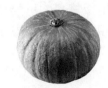

◎南瓜有丰富的钾来源，可降低癌症罹患率。

素食已成为现代饮食的潮流

近代许多医学研究报道指出，有 3 ~ 4 成癌症可通过饮食调整、运动与减重来预防。而美国癌症学会依据 200 种以上的研究报告指出，多吃蔬果可减少 50% 以上癌症罹患率。

美国在 1991 年推行"天天五蔬果"饮食防癌运动，经过 5 年的成效，在 1995 年癌症发生率下降 0.7%，癌症死亡率下降 0.5%。而世界卫生组织也提出建议，每人每天应摄取 400 ~ 800 克的蔬果，可预防癌症、肥胖及防止慢性病的发生。

1988 年《营养与癌症》期刊所作研究文献提出，摄取全谷类食物，可降低 20 多种癌症的罹患风险；另一项研究比较 15 个国家的豆类消耗量，豆类消耗较高的国家，其国民得结肠癌、乳腺癌、前列腺癌罹患率较低；而且相关研究也证实坚果类及海藻类食物摄取，有助于癌症预防。而上述提到的食材，皆是素食饮食中常见的能量食物。

不只为了健康，过度的肉食主张会加速地球暖化的速度。因为许多饲养动物的养殖业，其动物所排放的废气及水资源污染，已破坏环境及增加碳排出量，加速地球暖化，也污染了我们生活的环境及粮食。所以提倡素食不仅环保又能维护身体健康，由此可知，素食已成世界潮流，且为抗癌、抗地球暖化的主流。

素食对人体健康的助益

素食目前在全世界掀起风潮，不仅是健康的考量，也反应了人类对地球环境的省思，善待我们的环境，也等于善待我们的身体。而素食对身体健康的影响，已被证实有以下数点：

- 降低癌症的罹患率：
  因为减少摄取脂肪，增加纤维质吸收量，有助于防癌抗癌。
- 控制体重，减少肥胖：
  因为健康的素食不会摄取过多的脂肪，且热量降低，可有效控制体重，减少因为肥胖引起的疾病如癌症、心血管疾病、糖尿病。
- 减少罹患心血管疾病：
  素食者胆固醇的摄取量少，高纤维质的蔬果，有助排出体内胆固醇，降低心血管疾病。
- 减少罹患糖尿病：
  高脂高糖分饮食易引发糖尿病，而健康素食是低脂低糖，远离糖尿病的饮食。

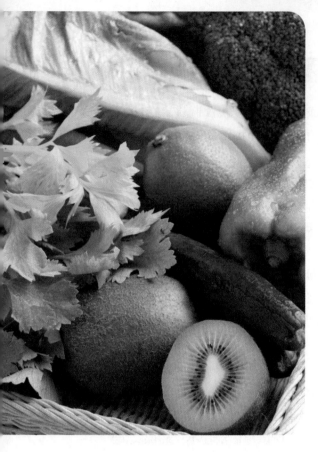

●减少风湿性关节炎及痛风的发生：

食用过量的肉类，容易造成体重过重，而加重关节炎的病情；而且肉食过多，尿酸代谢过高，就会加速痛风的发生。

●提升免疫力，减少细菌病毒的感染：

许多抗癌植化素存在于素食食材，能增强体内免疫力。

●减少妇女更年期障碍，防止骨质疏松：

植物性食物中如豆类，所含的大豆异黄酮，可改善更年期症状；而过多的肉食，却是造成钙质流失，形成骨质疏松的症状。

●减缓老化速度，常保青春：

蔬果的植化素中有许多抗氧化物，可中和自由基，防止细胞老化；而且素食者多注重养生，保有健康的生活形态。

●素食者体力较好，注意力集中，不易疲劳：

因为不食用肉类，所以没有酸性的代谢物，体内的乳酸较少就不易疲劳。

●吃素健康又经济：

许多肉类的食材，需耗损许多的植物性饲料，造成成本较高，价格也较高。

健康素食才能提供病友抗癌能量

癌症病友必须有正确的素食观才能吃进有益身体的食物，也才能提升自己的免疫力，控制癌症病情，与癌和平共处。健康的素食是本书一再强调的主题，由如何挑选食物开始，至烹调的选择，以及如何健康食用，皆是病友必须要学习的课程。

我们的素食有别于一般传统素食，以"健康"为前提，提供病友健康素食需注意的事项：

●必须是新鲜、天然、纯粹有机耕种的完整食物，供应天然营养素及能量。不选用过度加工食品。

●吃当季当地的食材，选用适当季节且成熟才采收的食材，作为我们身体摄取的营养来源，不只健康美味且无加工的疑虑。

●将传统饮食的好处，融入现代饮食，如早上饮用温热豆浆，可加入坚果粉或玉米脆片。

- 各类营养素在一日当中妥善规划，正确摄取均衡的营养、选择天然美味和多元食材。如一日内摄取五谷根茎类 6 ~ 11 份（2 ~ 3 碗）；豆类 2 ~ 3 份（1 碗）；奶类 1 ~ 2 份（1 ~ 2 杯）；蔬菜类，尤其是深绿色蔬菜 3 ~ 5 份（1 又 1/2 碗 ~ 2 又 1/2 碗）；水果 2 份（1 碗）；油脂 1 ~ 2 匙；坚果 1 ~ 2 匙。
- 应用书中食谱，自制美味素食，引发食欲，不只获得健康也能满足口腹之欲。有些人从内心排斥吃素，常是因为无法接受不吃肉食的美味，但其实选用有机天然的食物，品尝到的往往是食物最原始的甘甜味，再加上天然调味料的灵活应用，更能增加对素食的接受度。

但若是吃错了素食或过于偏食，便可能造成营养素的不足或流失。常见的营养缺乏症在于必需氨基酸、必需脂肪酸、热量、矿物质及维生素的缺乏，尤其是钙、铁、锌、维生素 D、B 族维生素，而维生素 B_{12} 为最容易缺乏的营养素，这些营养素的缺乏就可能引发造血不良或营养不良。

因此，病友们必须特别注意如何正确素食，避免营养素缺乏，在本书第 32 页的专栏中"癌症病友吃素有可能营养不良吗？"有详细的介绍，作为病友补充营养素及正确素食的参考。

吃素前要注意的事项及方法

癌症病友要改变为吃素的习惯，必须考虑到自身的健康状况，若是已经癌症复发治疗期，则必须与医师、营养师讨论目前的医疗状况及身体反应，是否可接受素食，尤其是有体重下降过多，有恶病质倾向，严重营养不良及造血不良，还有免疫力下降者，则不宜改变为素食。

病友刚开始吃素时，内心总是担心是否会营养不良，或是否一定要吃生机饮食，才能抗癌，在本书中第 32 页详述有"癌症病友吃素有可能营养不良吗？"、第 44 页"如何区分素食、生机饮食及有机饮食？"，可作为病友的参考，其实只要均衡地健康吃素，不用担心发生营养不良的问题。并建议采用奶蛋素或健康素，较不易有营养不均或不足的现象，才能维持身体免疫力。

刚开始吃素建议应循序渐进式，第一步是不吃肥肉；第二步多吃蔬菜、五谷根茎及豆奶类；第三步增加素食的餐数，如刚开始一星期内改吃 1~2 餐素食，再增为 3~4 餐到 5~6 餐，最后每天吃一餐素食，再渐为一日三餐素食。这个过程可能需要 2~3 星期的适应，甚至 1~2 个月的时间，才能真正帮助自己爱上素食，享受健康的美味。

Part 1

请教医师

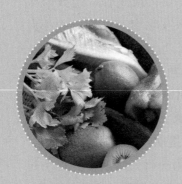 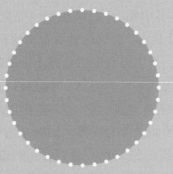 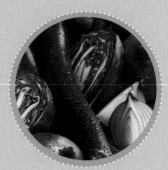

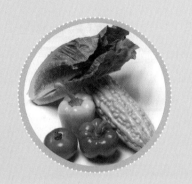

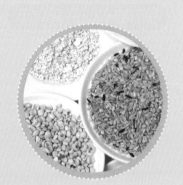

　　据统计，只有10％的癌症与遗传或先天染色体异常有关，有90％的癌症并非与生俱来，而是与环境或生活习惯有关，其中不当的饮食约占40％，由此可见，饮食与癌症发生有极密切的关系。

　　而在许多医学研究中，已证实素食饮食对身体健康的好处；近年来更有许多针对素食与癌症的研究发现，植物性食物内含有的许多植物化合物具有抗氧化作用，可中和对人体有害的自由基而降低致癌几率，甚至能抑制癌症的进展过程。因此，选择健康的饮食形态，才是防癌抗癌的不二法则。

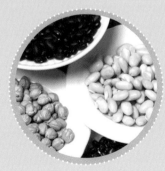

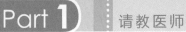

癌症与素食

简单认识癌症

　　早在公元前约四百年前，古希腊医师便观察到癌组织，乍看一下像蟹，于是以 "Carcinoma" 作为病名，原意为螃蟹（Crab），如今意为"癌"，隐含癌细胞会像螃蟹一样四处蔓延，横行无阻，进行破坏。

　　基本上，任何一种恶性肿瘤，均是由正常细胞，经由内在或外界的因素刺激演变而成，在人体内存在着两组功能相反的基因群，一组是像汽车油门之致癌基因，另一组则是像是汽车刹车之抑癌基因。致癌基因过度表现时，就可能造成正常细胞癌化；而抑癌基因若功能不彰也可能致癌，两者要互相制衡，正常细胞才不致变成癌细胞。

　　到目前为止，一般公认癌症演化有 4 大步骤：

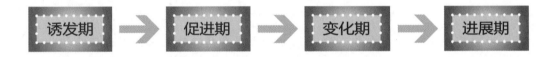

1. **诱发期：** 正常细胞可能因遗传、化学物质、放射线、病毒等因素，造成基因改变。
2. **促进期：** 因发炎、内分泌、营养使效应扩大，变成癌前病变，称为促进期。
3. **变化期：** 形成恶性病变。
4. **进展期：** 侵入邻近组织或远处转移。

癌细胞具有 3 大特性：

1. **无限制增殖；**
2. **无法发挥正常功能，与附近细胞不互相协调；**
3. **具侵袭性、蔓延性、转移性，而且无所不在。**

选择素食的 4 大观点

　　在谈及癌症与素食的关系前，首先要理清的就是人类为什么要吃素？事实上，这个问题牵涉很广，非常复杂，归纳起来，可分为四大部分来探讨。

●从身体结构与生理功能的观点

　　人类的牙齿，无尖锐突出的犬齿，有平坦的后臼齿可磨平食物，有完善唾液腺可消化水果及谷类，这些都和草食动物相似，加上人类胃酸较肉食性动物少了 21 倍，肠总长度比起肉食动物多约 4 倍（大约 9 米），而且肠壁皱褶，食物通过肠道消化的时间长，这些都是对素食有利的条件。

●从营养与健康的观点

　　基本上，植物性食物比起动物性食物，更富含复杂性碳水化合物、纤维素、植物蛋白、镁、叶酸、维生素 C、维生素 E、类胡萝卜素及许多植化素（如吲哚、花青素、茄红素、异硫氰酸盐及多酚类等），这些植化素是动物性食物中所缺乏的。加上素食者所摄取的饱和脂肪酸、胆固醇含量较少，如能善加利用此项优势，并正确摄取均衡饮食，不但可以减少肥胖的机会，更能避免癌症、心脏血管、糖尿病等疾病发生，进而增加体力，延年益寿。

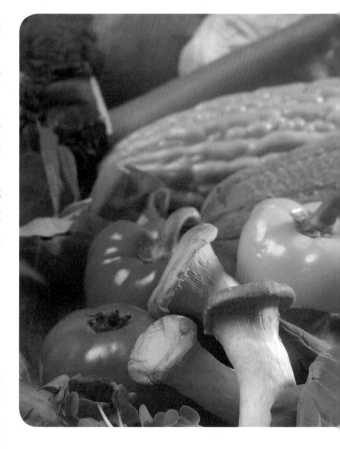

●从心灵的观点

　　人体在代谢过程中会产生氧化物质，称为自由基。我们的情绪如果在极度悲伤、愤怒、忧郁、不安等情况下，会产生很多自由基，严重破坏正常细胞，虽然人体本身可以制造抗氧化剂，去对抗自由基，但仍属不足。而素食者除了从食物中可获得大量抗氧化剂，进而稳定情绪，减少暴戾之气；又大多因信仰缘故，忌讳杀生尊重生命，抱持着慈悲为怀及爱好和平的理念，更能保持喜乐之心，而减少因情绪不定所造成的自由基伤害。

●从环保的观点

如果我们减少喂养畜禽以作为人类肉食的食物来源，就能减少砍伐树林作为放牧之用，也可减少因灌溉与发电所造成的水资源、能源等使用，减少能源的消耗。另外，也不会因为饲养动物，为求快速与大量生产，而注射荷尔蒙与抗生素造成食物污染的机会。

并且根据统计，为了生产肉类，需用10倍的谷类才能生产1倍的牛肉，若把用来喂养牲畜的谷类拿来食用，可以养活美国总人口的5倍，正足以解除全世界营养不良与饥荒的问题。

研究证实过度肉食会将人类推向癌症威胁中

因饮食方式所引发的癌症，比抽烟引起癌症人数还多。食物的形式、分量、种类、热量及烹调方法均与罹患癌症有关。根据多项研究证实，动物性（饱和性）脂肪与红肉如牛、羊肉饮食，与数种癌症的生成有密切关系，两者均会增加直肠或结肠癌的发生，其中饱和性脂肪则被认为与前列腺癌有关。

另外亦有很多报告指出，高脂肪摄取与乳腺癌发生有关；此外肉类食物内所含蛋白质在经过烧烤高温的作用下，会发生复杂的化学反应，而释放出"异环胺"（Heterocyclic amines）等多种致癌物质。

在1996年美国癌症研究院的一项研究发现："吃牛排十分全熟（Well-done）的人，得胃癌的危险性是选用三分熟者的3倍。"其他医学研究亦指出，喜欢吃十分熟的油炸或烧烤食物者，将大大增加罹患大肠癌、胰脏癌与乳腺癌的几率。在动物实验里，异环胺更被证明会引起肝、肺、胃、大肠及乳腺癌。

素食饮食中的抗癌植物生化素

自公元 1950 年到现今，许多科学家已经由动物实验、流行病学的研究及癌症治疗中，发现在蔬菜、水果和谷物中含有多种防癌的成分。公元 1985 年美国明尼苏达大学瓦藤伯格博士（Lee W. Wattenberg）将这些成分称为"植物生化素"（Phytochemicals）。

而植物生化素除了包括一些维生素，例如维生素 A、维生素 C、维生素 E 以及叶酸等，另有些不具营养价值但有防癌功效的植化素如吲哚（Indoles）、有机硫化物（Organosulfur compounds）与有机硒化物（Organoselenium compounds）等。

谷类食物可预防前列腺癌及结肠癌

一般而言，谷类食物例如全麦、糙米、胚芽等含有丰富的维生素 E 以及类黄酮（Flavonoids），它们对多种癌症有预防的功能，尤其对预防前列腺癌最有效。

米糠、麦麸（Bran）及蔬菜所含的纤维与麦片内含的水溶性纤维可以降低结肠癌的罹患率。

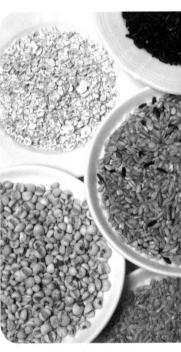

十字花科蔬菜可预防乳腺癌、肺癌

十字花科的蔬菜如花椰菜（Broccoli）、卷心菜、白菜等均有防癌的作用，主要是这类蔬菜含有多量的硫代葡萄糖苷硫酸盐（Glucosinoates），这些蔬菜细胞内又含有一种酶，称为硫代葡萄糖苷酶（Myrosinase）。

蔬菜经咀嚼后，细胞破裂释出硫代葡萄糖苷酶，而将硫代葡萄糖苷硫酸盐水解，放出异硫氰酸盐（Isothiocyanates），而此类化合物就是防癌的有效成分。

此外由十字花科蔬菜中，可抽出一种异硫氰酸盐的成分萝卜硫素（Sulforaphane），是造成十字花科蔬菜带有特殊气味的主要因素，并且可预防乳腺癌、肺癌和肠癌；而结球白菜则可预防皮肤癌。

番茄及葱蒜等植物具有强大抗氧化及抑制致癌物作

　　番茄中含有茄红素（Lycopene）；胡萝卜及红地瓜含有"胡萝卜素类物质"（Carotenoids），这些成分具有很强的抗氧化作用，研究学者们认为其防癌作用是经由抗氧化作用而来。

　　最近已有报告指出，α–胡萝卜素（α–carotene）之防癌作用，较β–胡萝卜素为强；很多天然食物同时含有α–胡萝卜素及β–胡萝卜素。除了茄红素及类胡萝卜素外，这些蔬菜尚含有"似黄酮类物质"（Retinoids），对预防人体头、颈部的上皮癌最为有效。

　　而葱、蒜、洋葱内含的有机硫化物如二烯丙基硫化物（Diallyl sulfide）以及有机硒化物可抑制致癌物的活化，国内外均有研究学者报道吃大蒜可防大肠癌。姜黄及咖喱内含有的姜黄素（Curcumin），能阻断促癌作用而有防癌的效果。

豆类可预防乳腺癌及阻止肿瘤扩展

　　豆类食物，尤其是大豆，含有染料木黄酮（Genistein）等"异黄酮类物质"（Isoflavones），具有微弱的雌激素作用，因此，被称为植物性雌激素（Phytoestrogens），可阻断体内雌激素过盛时致癌威胁，而有预防乳腺癌的功能。异黄酮类物质亦可抑制血管的生成（Antiangiogenesis），及预防初生肿瘤的成长与转移。

　　肿瘤在生长的时候，必须在其四周生长新的微细血管，来供给其生长所需要的氧和营养以便壮大自己；此外，经由这些血管，肿瘤细胞得以侵入人的血液和淋巴系统，流窜到身体其他部位，造成癌症的转移，而染料木黄酮植物素却可以阻止肿瘤的扩展。

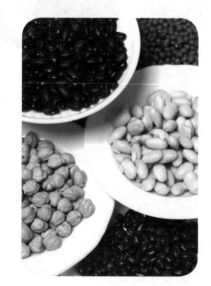

　　流行病学研究发现，东南亚国家如中国、日本、韩国等地的人们，乳腺癌与前列腺癌的发生率是美国人的1/10～1/4。这些国家的人移居到美国后，因为饮食西化，这两种癌症就节节上升，接近美国人的发生率。

　　以前认为摄取高量脂肪是促使这些癌症增加的因素之一。近来研究倾向认为是因东南亚人大量摄取豆类食物，如日本与中国台湾民众每天摄取的豆类食物是美国的10倍，合理推论豆浆、豆腐、味噌等食物，帮助东南亚人降低了乳腺癌与前列腺癌的罹患率。

水果类可预防胃癌及口腔癌等

　　水果内含有丰富的黄酮类、类胡萝卜素以及维生素C，具有抗氧化功能，可预防胃癌、口腔癌、食道癌、子宫颈癌等癌症。柑橘类水果除含有上述成分外另含有单萜类（monoterpene）物质，是植物精油的主要成分，其中柠檬烯（limonene）已被证实有预防乳腺癌的功效。

茶叶中的茶多酚可抑制癌症

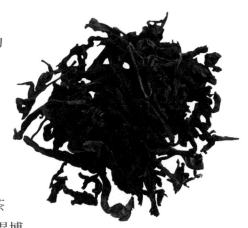

　　在中国台湾、日本及中国大陆对茶叶内所含的主要抗氧化剂多酚类（polyphenols）均有相当深入的研究。绿茶、乌龙茶均含有丰富的茶多酚，帮助饮用的民众有比欧美人低的乳腺癌及前列腺癌的罹患率。

　　在动物实验中更证明了茶多酚对多种癌症有抑制作用，是经由清除自由基与阻断细胞分裂信息的传达而来。许多人喜欢喝冬茶与春茶，但研究茶多酚而享誉国际的台湾大学医学院生化学教授林仁混博士，指出夏茶中茶多酚的含量最多。

　　因此，从美国、英国、德国乃至中国台湾调查均显示："素食得癌症的几率比肉食者低20％～40％。"特别值得一提的是，国际知名营养大师坎贝尔博士（T. Colin Campbell），结合美国康乃尔大学、英国牛津大学和中国预防医学院，进行大规模而且长期的营养流行病学研究，探讨以素食为主的中国乡村饮食与美式饮食对癌症与慢性病的影响，不只证实了素食对于健康的种种好处，也证明了素食确实可以减低癌症发生率。所以，了解饮食的真相后，就应该掌握自己的健康，决定自己吃的食物。

Part 2

请教营养师

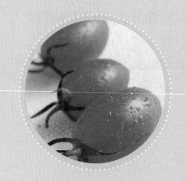
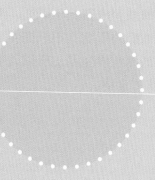
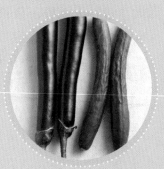

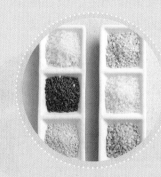
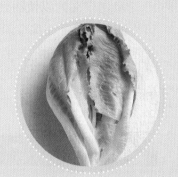

　　癌症病友生病后采用素食，绝对有助于抗癌，但应学习何谓健康的素食，防止素食可能造成的营养不足或不均衡，作妥善的饮食规划，以获取真正有益健康的营养，提升自身免疫力对抗癌症，改善生活品质。

　　在本章节中介绍许多有关健康素食的原则，提供病友最佳的食物选择；正确清洗蔬果，减少外来有害物质如农药残留；健康选择植物性油脂及烹调；针对治疗期与恢复期的素食指南。借以提供病友在治疗期与恢复期的调养，帮助摄取营养需求的好食物，让身体有足够的体力、抗癌力，远离癌症的威胁，回归健康。

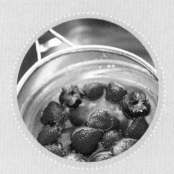

选择适合自己的素食

　　素食广义为以植物性食物为主要食物来源。早期以宗教素食为主，现在则因为地球暖化，环保意识潮流，许多地区开始推行"蔬果抗暖化"运动，加上传统宗教素食也渐加入养生保健观念，而发展出多元的素食方式。

素食的种类

素食种类	饮食内容
纯素 （宗教素）	*只吃植物性食物，不吃鸡、鸭、牛、羊、猪、鱼、虾、海产类；五荤就是葱、蒜、洋葱、韭、薤。 *此类素食较易缺乏矿物质及维生素。
奶蛋素	*不吃肉类、不吃五荤，可吃奶蛋类。 *不易像纯素食者缺乏蛋白质、矿物质，因此，较不会营养不良。
奶素	*以植物性食品为主，但包含奶类、奶酪制品，可吸收到奶类营养素如维生素 B_{12}、钙、动物性蛋白质。
健康素	*以植物性食材为主，可吃奶蛋类及五辛，不吃动物性食物。以当地当季盛产及自然新鲜食材优先，不食用过度加工食品。 *利用健康烹调，采用生食及熟食的方式。食材尽量以有机食材为主，或是低农药残留的蔬果。
生机素	*癌症病友推行的素食：吃蛋类，不吃动物性食物，也不吃人工程序干扰或污染的食品，尽量以新鲜植物为主要食物来源。 *提倡生食，使用健康烹调，保留食物原味及营养成分。
有机素 （部分素食）	*乐活族推行的饮食：每天吃 30 种以上有机食物，避免油炸、烧烤，可使用五荤有机食物，包括五谷杂粮、有机奶、蛋、肉、蔬菜、豆类。 *采 7 份素食、3 份荤食，肉品类以白肉（鱼肉、鸡肉、鸭肉等）为主，不吃牛、猪等红肉。
瑜珈素	*将食物分成悦性、变性、惰性三大类。悦性食物可使身心平衡，如蔬果、五谷、奶、坚果；变性食物吃多会影响身心灵，如咖啡、浓茶；惰性食物则使人疲倦，如蛋、菇类。以多食用悦性食物为主。
方便素 （锅边素）	*能与吃荤者同食相同菜肴，不排斥肉汤、肉汁；但不吃动物性食物。

素食需要加强的营养素

由于吃素食材多为植物性来源，无法完整摄取到动物性食物含有的营养素，如必需氨基酸、维生素 B_{12}、维生素 D、矿物质的锌、铁、钙，容易引发缺铁性贫血、恶性贫血、骨质疏松及营养不良等疾病，影响身体构造机能平衡与健康。素食者可从植物性食物均衡摄取上述营养素（包括基本的蛋白质、脂肪、糖分），尤其癌症病友吃素，更应均衡摄取，才能快速复原及提升抗癌力。

● 由蛋白质互补效应，提供优质蛋白质

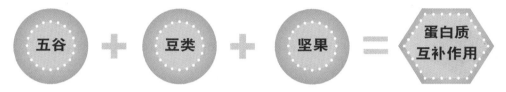

五谷 ＋ 豆类 ＋ 坚果 ＝ 蛋白质互补作用

蛋白质建构身体细胞及组织，调节体内新陈代谢，制造酵素及荷尔蒙，也是制造抗体原料及提供能量运输的养分；蛋白质缺乏会引起身体倦怠、体重下降、抵抗力减弱、伤口愈合慢、生长停滞及全身水肿现象。

可由五谷、豆类、奶、蛋、坚果、种子类食物，以互补、替代方式，补充必需氨基酸，如五谷米搭配豆类或坚果类一起食用，可互补缺乏的氨基酸，而成为完整的氨基酸组合。

● 由五谷杂粮补充 B 族维生素

五谷杂粮如糙米、胚芽米、小米、燕麦、荞麦等，因富含纤维质、B 族维生素、维生素 E 及微量元素，可提供身体热量需求，补充不足的维生素，维持身体正常新陈代谢，增强体力。

五谷中的淀粉为"抗性淀粉"，在小肠中不易分解，能维持饱足感，且刺激肠内有益菌生长，维持肠道健康。另外，五谷中丰富的膳食纤维可在肠道内吸收毒素及致癌物，具有"肠道清道夫"功能。

另外，素食者常会害怕缺乏维生素 B_{12}，其实植物性食物几乎都不含有维生素 B_{12}，在人体大肠内的益生菌也可制造维生素 B_{12}，但无法完全由大肠吸收，所以容易有缺少维生素 B_{12} 的问题。建议奶蛋素者可一天补充 1 个蛋或 2 杯牛奶；纯素者挑选早餐吃的玉米脆片时，可购买有特别添加 B 族维生素的食品，或选择豆浆、麦片、啤酒酵母粉、螺旋藻、海苔及维生素 B_{12} 补充品等。

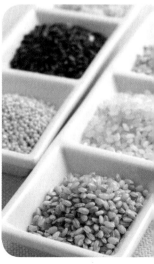

保健小叮咛

如何有效补充植物性蛋白质和B族维生素？

利用多种植物性蛋白质互补，提高氨基酸品质

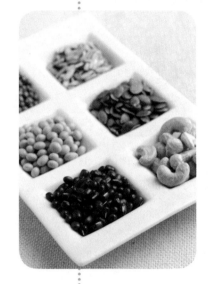

蛋白质的"互补作用"是两种以上不同性质的蛋白质混合食用，借此改善氨基酸比例，以符身体所需，提高氨基酸品质。相反地，若将缺乏同一类氨基酸的食材一起搭配，长期食用会产生蛋白质缺乏，如面筋、米浆等加工后缺乏赖氨酸，若再配上同样缺少赖氨酸的稀饭、馒头，就可能造成营养不足。

因此，一天当中要多摄取不同食物，以多种不同植物性蛋白质"混搭"，获得足够的蛋白质，尤其植物性食物中含较少的色氨酸、赖氨酸、甲硫氨酸等三种氨基酸，可由下列食物中摄取到较多量，如色氨酸来源有**花生、豌豆、腰果、瓜子**；赖氨酸来源为**啤酒酵母、小麦胚芽、豆类**；甲硫氨酸来源则有**黄豆、全麦面粉、芝麻、南瓜子**。

又例如多吃蛋白质含量高的全谷类食物如糙米、胚芽米、燕麦粒等及坚果和种子较缺少赖氨酸（Lysine）；而蔬菜及豆类较缺少甲硫氨酸（Methionine），将以上两者不完整蛋白质调配，便可获取高品质蛋白质，如米饭配豆腐、糙米配黄豆、红豆稀饭、绿豆稀饭、**小米绿豆粥**，都能平衡摄取高品质氨基酸；豆类加五谷加坚果、种子混合食用，藉由互补得到完全蛋白质。

简单获取高品质的蛋白质	
简易搭配范例	**本书食谱应用早餐篇**
＊煮熟1杯豆子如黄豆、红豆＋3片面包共食	＊芝麻豆浆＋彩虹饭团
＊煮熟1杯豆子＋1杯半米饭共食	（P.112）
＊杏仁酱1汤匙＋2片面包＋1杯牛奶	＊杏仁奶＋五谷馒头（P.120）
＊杏仁酱2汤匙＋1杯低脂奶	＊糙米奶＋玉米饼（P.124）
本书食谱应用主食篇	
＊三宝饭：黄豆＋糙米＋荞麦（P.146）　＊红豆物语：红豆＋糯米＋坚果（P.148）	
＊胚芽饭：胚芽米＋薏仁＋小米（P.149）　＊三色凉皮：凉皮＋豆干＋豆芽（P.154）	

选择未精制的五谷类，获取更多的 B 族维生素

B 族维生素（维生素 B_1、维生素 B_2、维生素 B_3）多存在于谷物外壳处，所以谷物加工便会造成健康的营养成分流失，精制白米与白面粉会流失 35 种以上营养素，最后只含有蛋白质、糖分，其余 B 族维生素、维生素 E、矿物质与植化素等几乎被破坏。所以，为获取更多维生素 B 族，建议选择未精制的五谷类如糙米、全麦面粉等。

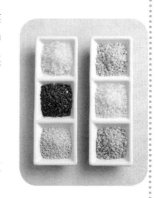

糙米所含维生素 B_1 是白米 12 倍，维生素 E 是白米的 10 倍，钙、镁、磷是白米的 2 ~ 3 倍，膳食纤维是白米的 17 倍（一杯糙米麸约含 20 毫克维生素 B_1、30 毫克维生素 B_2）。

而燕麦含蛋白质及 B 族维生素极高，且燕麦的麸皮含有植酸，可抑制肿瘤生长，所含膳食纤维可在肠道吸收水分，刺激大肠蠕动，有助于排出致癌毒素。可选用燕麦片冲泡，或加入米饭煮成燕麦粥，提供极佳的 B 族维生素。

高含量的 B 族维生素食物

食物来源	维生素	饮食搭配
小麦胚芽	含维生素 B、**维生素 E**、必需脂肪酸。	小麦胚芽、啤酒酵母粉可添加于早餐的饮料如糙米奶、杏仁奶中，或添加于蔬菜水果沙拉。
啤酒酵母粉	含 B 族维生素、16 种氨基酸、14 种矿物质、17 种维生素。	
全谷类的糙米、燕麦、裸麦、小麦、大麦、荞麦	维生素 B_1、维生素 B_2。	全谷类煮食可添加豆类、坚果类，如糙米配黄豆饭、米饭配豆腐豆干、红豆稀饭、绿豆稀饭可搭配加入蔬果；或制作酱汁作为蘸食及拌菜之用。
坚果类的杏仁、花生、核桃、腰果	维生素 B_1、叶酸。	
海藻类（螺旋藻）	含维生素 B_{12}	凉拌或煮汤。
香蕉、牛奶	维生素 B_6	牛奶、香蕉可搭配成香蕉奶昔，或将牛奶与水果、坚果搭配作成奶冻。

●由食用豆奶谷类及多晒阳光，补充钙和维生素D

动物性食物微量元素吸收率较植物性食物高，而蔬菜、谷类等纤维质过多的植物性食物，因含多量的草酸、植酸，会降低钙质吸收率（蛋白质食物食用过多也会代谢流失钙质），茶叶及咖啡所含单宁酸，也会影响钙的吸收。因此，可多吸收富含钙质的素食来源如豆浆、豆腐、黑芝麻、海藻、杏仁果、深绿色蔬菜等。

而且缺乏维生素D便会影响钙质吸收，血液中含钙量下降易引发软骨症、骨质疏松，且容易有牙齿松脱、牙周病等症状。可多摄取富含维生素D的食物，如豆奶或谷类、脆玉米片、乳酪片、牛奶、蛋黄等；新鲜晒干的香菇，其所含麦角固醇成分，也可经过日晒转化为维生素D。而且适当日晒，可将皮肤细胞膜内的胆固醇转化成维生素D，帮助钙质吸收。

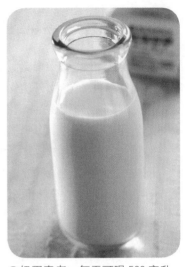

◎奶蛋素者，每天可喝500毫升的牛奶，补充钙质。

补充足够的钙质	
奶蛋素者	每天喝2杯牛奶（1杯240毫升含240毫克的钙）或优酪乳2杯。
全素者	每天1杯豆浆或豆腐1/2块，吃芝麻糊、高钙蔬菜，即可补充每日需要量。

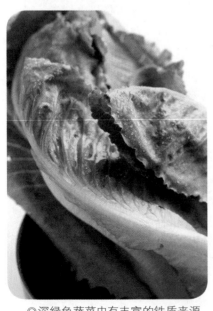

◎深绿色蔬菜中有丰富的铁质来源。

●从深绿色蔬菜及脱水果干，补充铁质

铁是合成血红素的重要元素，缺少时会影响血色素的合成，造成贫血，引发疲倦、食欲差、睡眠品质不佳，造成免疫力下降，及影响大脑功能而反应迟缓。

铁质有两种形态，一种是较易吸收的鱼肉类动物性"血基质铁"，一种是较不易吸收的植物性食物"非血基质铁"。素食者可从以下食物摄取到丰富的铁质，包括五谷类及深绿色蔬菜、脱水果干，还有金针、黑芝麻、黑木耳、海藻、鳄梨、枣子、草莓、红豆等。另外可以利用维生素C加强铁质吸收，如饭后喝柠檬汁、柳橙汁；并且少喝影响铁质吸收的咖啡、茶叶。

●由奶制品或坚果类补充锌，增强抵抗力

锌是维持身体正常发育及功能的重要物质，为细胞合成 RNA 及 DNA 的必需成分，辅助参与蛋白质、脂肪酸类代谢，帮助蛋白质合成活性胰岛素及维持肝脏功能，促进人体免疫功能，增强抗癌能力。

若缺乏锌容易引发味觉异常、免疫力下降、掉发、腹泻、疲倦、伤口愈合差、心智发育迟缓、记忆力减退等症状。可适时补充富含锌的食物，如牛奶制品、豆类、啤酒酵母、小麦胚芽、坚果类；全谷类如糙米、野米、燕麦、黑芝麻、杏仁等。尤其是南瓜子、花生、松子、核桃、小麦胚芽含量最多。

●从亚麻仁油或小麦胚芽油，补充必需脂肪酸

必需脂肪酸是细胞膜的重要成分，可防止皮肤细胞干燥，控制身体对胆固醇的利用，并调节体温等。多元不饱和脂肪酸有 Omega-3 及 Omega-6 两种，为组成荷尔蒙的基本要素，并维持身体代谢功能。

由于人体无法自行合成必需脂肪酸，必须由食物中摄取，且来源多为动物性食物，如 DHA、EPA 来源以鱼、贝类为主，素食者较难摄取到。因此，可多注意摄取食物内容，获得必需脂肪酸。

如 Omega-3 脂肪酸来源有亚麻仁油、小麦胚芽油、紫苏油、大豆油及含 Alpha 次亚麻油酸的芥花油、菠菜、芥菜、莴苣、卷心菜、白菜、蛋、大豆、橄榄、奶酪等。

Omega-6 则包含亚麻仁油酸，来源有红花油、葵花油、玉米油、大豆油、花生油。

值得一提的是，许多研究证实，若摄取高量的 Omega-6 会使肿瘤变大、数目增加；而大量的 Omega-3 脂肪酸则会延迟肿瘤形成，降低肿瘤生长速度，减少肿瘤数目，建议癌症病友可多选择富含 Omega-3 脂肪酸的食物来源。

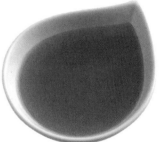

◎亚麻仁油为 Omega-3 脂肪酸来源。

健康小叮咛

癌症病友吃素有可能营养不良吗？

　　癌症病友吃素只要注意以下重要原则，选择健康并均衡摄取素食食材，不仅不会造成营养不良，反而吃到更健康的素食，更有利于抗癌。

全方位摄取五谷及各种植物

　　均衡摄取各类营养素，不要放过植物的根、茎、菜叶、果实、芽菜各部位，以及各种颜色蔬果（7色蔬果植化素），且每天多样化选择摄取30种以上食物。其次，加强补充素食容易流失的营养素（参考第28页"如何有效补充植物性蛋白质和 B 族维生素？"），特别注意蛋白质摄取不均及铁、锌、钙等微量元素是否缺少。

了解每日饮食摄取表，多元摄取营养

　　下表介绍各类素食食材提供的营养素及每日食用分量，只要依循每日饮食份量表摄取各种食材，就能提供每日所需营养素，不用担心会有营养不良的现象。各种食材提供的营养素包括蛋白质、必需脂肪酸、维生素、矿物质、纤维质及特有的植化素，都能帮助病友提升免疫力，增加抗癌能力，帮助身体快速复原。

每日饮食摄取表		
食物类别	食物来源	营养成分
五谷根茎类 （主食每天6～11份）	糙米、胚芽米、燕麦、小米等。	糖分、蛋白质、纤维素、矿物质、维生素B、维生素E。

豆类 （每天2～3份）	黄豆、红豆、绿豆、黑豆、豆制品（豆腐、豆干）、菜豆、四季豆、豆芽菜等。	蛋白质（甘氨酸、精氨酸）、脂肪酸、膳食纤维、维生素B、维生素E及植化素（皂素、异黄酮）、微量元素（钙、铁、锌）。
蛋奶类 （每天1～2份）	牛奶、奶酪、发酵奶、鸡蛋、鸭蛋等。	优质蛋白质、维生素、矿物质（钙、铁）。
蔬菜类 （每天3～5份）	深色蔬菜、浅色蔬菜、白萝卜、胡萝卜、芹菜、花椰菜、结球甘蓝、茄子、绿豆芽、莴苣等。 且深色蔬菜中营养素更多，尤其深绿及黄绿色蔬菜更具抗癌功效。	维生素C、维生素A、维生素E、叶酸、叶绿素、钙、铁、纤维质及抗癌植化素如茄红素、花青素、硫化物等。
水果类 （每天2～3份）	葡萄、柠檬、柑橘类、香蕉、芭乐、瓜果类等各色水果。	碳水化合物（糖类为多）、维生素C、维生素A、纤维素，以及多酚类、类黄酮、花青素等植化素。
核果坚果类 （1～2匙）	芝麻、杏仁果、核桃、腰果、南瓜子、葵花子等。	蛋白质（精氨酸多）、脂肪（必需脂肪酸）、维生素B、维生素E、矿物质铜、锰、硒、植化素（木质素）。
油脂类 （1～2匙）	橄榄油、亚麻仁油、苦茶油、芝麻油、葵花油等植物性油脂。	必需脂肪酸、维生素E。

选择天然好食物

　　真正的好食物，就是最接近原始风貌的天然食物。选择时可优先挑选当季当地生产，因为当地生产最适合个人体质吸收利用，不易有水土不服的问题。而病友选择食材时，更要注意安全可靠的食物来源，避免黑心食物的威胁。

　　五谷蔬果中的农药残留、金属污染、基因改造等问题，都极可能影响食物品质，所以，购买食材时建议不要固定摊位购买，因为蔬菜运销网路复杂，不同菜贩来自不同菜园，长期吃进同一菜园的菜，若此菜园残留农药特别多，则可能吃进更多农药，所以，必须时常更换菜贩，分散购买风险。

　　另须改变偏食习惯，若只吃特定蔬菜，万一是农药残留较多的叶菜类及连续采收的蔬菜，则毒害危险更大。而且不买不合时令或提早上市的蔬果，因为在不适合的生长气候下，菜农为了获取高利而蓄意栽培，便需要大量农药来维持。

　　可选择食用较无农药残留的蔬菜，如对病虫害抵抗力较强的蔬菜，或栽种时不需大量施用农药，如莴苣、龙须菜等；或虫儿不爱吃所以不需施用农药的具有特殊气味蔬菜，如洋葱、九层塔等；或非连续采收期的作物，因为连续采收的农作物如四季豆、黄瓜、小黄瓜因采收期长，为预防部分未成熟作物遭到虫害，必须持续喷洒农药；或者选用需去皮才能食用的蔬菜如竹笋、马铃薯、地瓜、芋头、冬瓜、荸荠。

根茎类蔬菜选购原则

●尽量选择有机耕种，减少农药残留机会

　　根茎类蔬菜因生长期较长，且深藏于土壤中，可吸收到土壤中的营养素（尤其是矿物质），含有对人类生长所需的氨基酸，增强荷尔蒙作用，活化人体内酵素，可降血压、血糖、胆固醇，提升体力、精力，有助于预防癌症及改善更年期障碍。

　　但要注意若耕种的土壤使用化肥、杀虫剂等化学农药，根茎类作物因长期于土壤中吸收养分，更易受到有害化合物污染。若我们食用到污染的根茎类作物，就非常不利健康，所以，选购时，尽量选择有机耕种的根茎类蔬菜，较有保障。

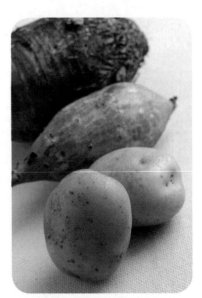

◎根茎类蔬菜尽量选择有机耕种，形状完整无发芽。

●选择形状完整，表皮平滑无发芽

　　挑选时要注意整体是否完整，用手按压时的触感坚实，表皮无坑洞、平滑，无发芽现象。

食材	挑选原则
地瓜	✷挑选地瓜时要注意整体是否完整，表皮无坑洞、平滑，无发芽。 ✷有机地瓜大小如手掌长度，长相完整最好吃。有黑洞表示有虫害，或煮过后有异味，即不能食用。
马铃薯	✷挑选马铃薯，必须表面完整干净，触感坚实光滑外皮无皱纹枯萎。体型勿过大，建议挑选如拳头的大小，以免中空，避免外皮绿色芽眼多，因具有毒性不能食用。
芋头	✷选择外表无伤痕、根须少、没有淤泥的芋头最好。 ✷挑选时用手按压，感觉松软即为纤维化，表示已无水分，品质不佳。
山药	✷挑选山药宜选粗大者，药效较佳，以晚秋到冬季收成者较具药效。 ✷山药切过后，在切口处泡米酒、柠檬水或盐水，可保存较久。
白萝卜	✷白萝卜要挑外形上粗下细，且表面光滑无损；而萝卜叶青绿无凋零损伤，表示刚出土很新鲜，用手轻弹萝卜有厚实感为佳。 ✷萝卜先将叶片摘除及去除蒂头部，不去皮用保鲜膜包装，直立式放入冰箱冷藏。
莲藕	✷莲藕外观光滑呈褐色，藕肉白色偏粉红，且应挑选藕节粗且两个藕节之间的距离较长者，接近根部为佳。肥厚藕节淀粉质高，适合炖煮；藕节较尖细的，适用于凉拌。 ✷若藕肉出现黑色有怪味，不要购买；注意莲藕是否生长于污染环境如工业区排放污水处，容易吸收铁、锰、锌、铝、镉等多种金属元素，尤其是藕节会残留毒性大的"镉"，引发"头痛病"。 ✷煮排骨莲藕时加 1 小匙白醋，水滚时加醋有助于钙质释出，但未熟时加醋会延长煮莲藕的时间，反而不易熟透。
甜菜根	✷外形完整且无任何坑洞，外皮颜色无黑褐者及无发芽者为佳。 ✷手指轻压有硬度无凹陷，重量较重无流失水分。
姜	✷表面完整无出芽或干皱凹陷的现象。 ✷姜体本身圆润饱满，微带泥土有重量感为佳。

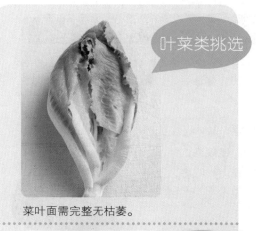

叶菜类挑选

菜叶面需完整无枯萎。

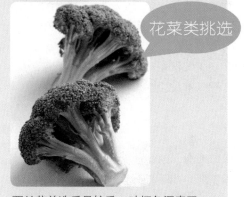

花菜类挑选

西兰花首选重量较重，叶柄色深青翠。

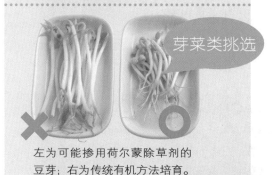

芽菜类挑选

左为可能掺用荷尔蒙除草剂的豆芽；右为传统有机方法培育。

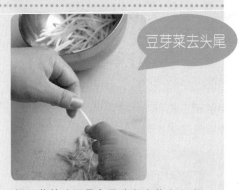

豆芽菜去头尾

绿豆芽的头尾最容易残留农药应去除。

其他类蔬菜选购原则

应挑选当地当季盛产的蔬菜，外观饱满，新鲜无脱水状况，且大小软硬适中，颜色为原色，无染色者为佳。

在台风梅雨季宜多选用根茎类蔬菜：适时适地生产的蔬果，较易控制病虫害，农药用得少，且当令时节蔬果含大地之气，营养丰富，口味佳，物美价廉。

● 叶菜类挑选茎叶鲜嫩肥美
叶面完整

青江菜（中文别名：小油菜、小白菜、上海青）、油麦菜等叶菜类，宜挑选茎叶鲜嫩肥厚，叶面完整无枯萎，断口处水分完整，才是较新鲜采收的食材。

● 花菜类宜挑花丛紧实，重量较重

西兰花等花菜类，必须花丛紧实，叶柄色深青翠，重量较重，太轻表示水分不足，叶菜上无黑点者为佳。

● 芽菜类宜选长度短
自然孵芽最佳

芽菜类有些菜农培育时，会掺用荷尔蒙除草剂，使原本茎瘦根长的豆芽，变得茎肥根短，其药物残留更具危险性。用传统方法培育出的豆芽茎瘦根长，口感不脆爽，虽外形不佳，但较安全。

所以绿豆芽、黄豆芽等芽菜类，宜挑选自然出芽最佳，外形弯曲、长度短、瘦小、有豆香味；切勿购买过于肥大，茎长又胖、色太白，类似使用荧光剂者。

●瓜果类可选无虫咬痕
　蒂头新鲜者为佳

　　苦瓜、小黄瓜等瓜果类，必须外表
无虫咬痕迹，细致光滑、无枯萎痕迹，
蒂头看起来较新鲜者为佳。苦瓜表面果
粒愈大愈不苦；小黄瓜表面颗粒粗糙，
尾端带花表示新鲜，但小黄瓜属农药残
留较多的蔬菜，要特别注意清洗。

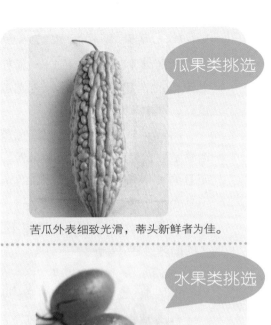

瓜果类挑选

苦瓜外表细致光滑，蒂头新鲜者为佳。

水果类的选购原则

　　当地当季生产，外形完整，色泽天
然，水分多、无腐烂或虫咬破损现象为
佳。苹果、水梨、柑橘类、番茄、香瓜类
等，观察果蒂颜色，绿色为新鲜，若有发
黑情况不建议购买。水果外皮如葡萄外
皮，多少带有果粉、果蜡，可依其分布均
匀程度判定是否用药，表皮均匀分布白雾
状便为自然的果粉，若果皮的颗粒底部有
块状白色，便可能是农药残留。

　　苹果外皮的光泽颜色愈深则果蜡愈
多，若是天然果蜡，有防晒抗氧化作用；
采收后果蜡会渐渐减少，若用刀子可刮下
果蜡，便是人工加上的，是为了保存和防
虫，可保存3个月以上，这种最好不要购
买食用。

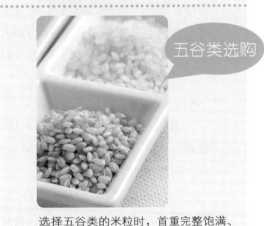

水果类挑选

挑选当季生产水果，观察果蒂是否发黑。

五谷类选购

选择五谷类的米粒时，首重完整饱满、
坚硬及新鲜未精制。

五谷类的选购原则

　　五谷类以米为最大宗，种类包括"粳
米白米"、"籼米白米"、"糙米"、"发芽玄米"及"胚芽米"。粳米白米
俗称蓬莱米，米粒为短圆球形，色透明，口感较黏；籼米白米俗称再来米，米
粒细长，透明度高，口感干松，黏性不如粳米；糙米分为粳米糙米及籼米糙米，
稻谷去壳后保留米糠及胚芽，富含维生素、蛋白质及纤维；发芽玄米则有高含量
的氨基丁酸（GABA），有安眠舒压效果；胚芽米则保留丰富的维生素B及氨基
丁酸。

●选择完整饱满又坚硬的米粒

新鲜米粒看起来色白，米粒上覆盖的白粉愈少愈好，透光度较高，产生米虫的几率少。

所以选购时，应选米粒完整饱满坚硬，大小整齐，无碎米粒。而且煮出较有米香味，煮好的饭不易变黄、变硬，可保存较久。

若颜色太白或太黄，米粒不完整，粉尘多、碎米多，就要注意是否为放太久的旧米，较不新鲜。

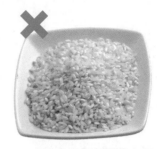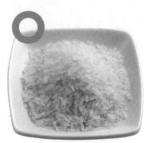

◎右边的米为新鲜的有机米，饱满而色白；左边的米较不新鲜，米粒不完整且碎米多，不建议购买。

●依包装袋上生产日期，选购真空小包装米

台湾稻米为二作期，6月、11月各收割一次，一期米为年中7月生产属春夏米；二期米为年底12月生产属秋冬米，口感较佳。由包装袋上的日期，可判断一期或二期生产米，采买时选择愈接近生产日期愈新鲜。

台湾气候潮湿不利使用大包装米，因此宜选购真空小袋包装米，较易保存；若购买大包装可用夹链袋分装为小包装密封冷藏，若未冷藏开封后2周内吃完。

一般未开封的米可保存5～8个月，一旦与空气接触后，会渐渐氧化变质，所以开封后，密封冷藏于冰箱可保存3～4个月，或储存于5～10℃的阴湿环境，才可保持鲜味，否则储存不当容易产生黄曲霉素。

米的味道若有异味、结块不能食用，可当作厨余堆肥。

●多选用未经精制的糙米、胚芽米，少吃精制白米

未精制谷物含有大量对人体有益营养素，如蛋白质、碳水化合物、脂肪、食物纤维、维生素 B_1、维生素 E、微量元素铁、磷及丰富的酵素；白米的营养素只有糙米的1/4。

白米褪去米糠及胚芽，外形纯白漂亮，口感有弹性，但主要营养素已被去除，等于无生命能量的"死亡食物"。糙米除去外壳，保留糠皮及胚芽，营养丰富，放入适量水及保持温度，会发芽，是蕴涵生命力"活的食物"。

●可以五谷米、多谷米与十谷米取代精致米

台湾卫生署最新饮食建议提出，以五谷米取代白米，营养素更为丰富，有助于健康。五谷杂粮营养主要来自谷皮、胚芽、煳粉层、内胚芽四部分，谷皮含纤维质，促进肠道蠕动防止便秘；胚芽含B族维生素、维生素E、蛋白质；米糠是谷皮胚芽及煳粉层的混合物，含不饱和脂肪酸。

五谷米主要以全谷类为成分，由糙米、小米、荞麦、燕麦等组合而成；十谷米配方兼顾营养及口感，常见十谷原料有荞麦、燕麦、黑糯米、扁豆、莲子、小米、高粱、小麦、薏仁、芡实（鸡头米）、大麦等，可自行搭配，无固定配方。

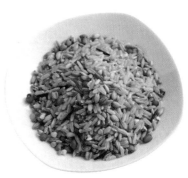

◎五谷米

化疗期间的病友，由于口腔溃疡及食欲不振等因素，不建议吃太多五谷米，可以胚芽米代替，建议煮的软烂；但在恢复调养期，则可选用多谷米补充营养素。

● 可选用有机米，口感及安全性优于一般米

有机米是以良质米为栽培品种，种植在未受污染的耕地，且在栽种过程中不使用化学肥料、农药及生长调节剂等人工添加物；有机米品质优良，无农药残留，是更具安全性的米，营养价值与传统耕作稻米相同。

选购有机米，要先检视米袋上是否有"有机认证机构"标章，目前在中国台湾认证单位有国际美育自然生态基金会（MOA）、慈心（TOAF）、台湾宝岛（FOA）、台湾省有机农业生产协会（TOPA）4个认证机构，另标示有台湾优良农产品（CAS）标章。其次要看字样标示，需标示各区农业改良场及农会辅导字样，标示品名、品种、产地、产量、保存期限、生产期别资料。

保健小叮咛

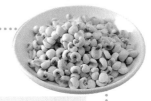

3 步骤煮出好吃多谷米饭

利用各种谷物特性调整比例	*可依个人喜好用口感较佳的薏仁黑糯米，取代口感较硬的燕麦； *减少糙米的比例，增加其他谷物； *增加小米比例口感更柔软，糙米和小米比为3∶1。
1 杯的多谷米搭配 **1 又 1/2 杯水烹煮**	*多谷米饭煮法与一般白米不同，水一定要多加，煮出的米饭才能更有嚼劲、够软，口感更好。
添加少许橄榄油一起烹煮	*添加少许橄榄油一起烹煮，可以帮助米饭更滑嫩，如2杯米可加1毫升的橄榄油。 *另外改吃多谷米初期，可采渐进方式，如白米内添加2～3份杂粮，视适应状况再增减量，每周吃2～3餐后再增加餐次。

干货类的选购原则

食材	挑选原则
木耳	*有黑木耳及白木耳二种，挑选时留意表面光滑有色泽，整体厚实具伸展性，朵身无发霉现象者为佳。 *注意干燥度及有无异味，若色面有变黄或斑驳，不建议购买。
香菇	*注意菇伞是否有脏污或黑垢，挑选外形完整、菇伞肥厚，菇梗粗短者为佳。 *刚收成的香菇其内侧偏白黄色，有淡淡香气；若菇伞内侧为黑褐色或有咖啡色斑点，就可能不够新鲜，不建议购买。
竹笙（竹荪）	*首选色泽淡黄、形体完整，蕈裙（似网状物）较长者为佳。 *若颜色太深或褐色，则表示存放太久，品质不佳；若颜色过白，有刺鼻药水味，多为不当漂白，不建议购买。
金针（黄花菜）	*首重颜色金黄、黄中带橘，而且口感较脆者为佳。 *金针存放过久容易发黑，常有不当业者为求卖相，添加二氧化硫，保持颜色光鲜，因此，若颜色太红或太黄，略带酸味，便不宜购买。 *食用前可浸泡冷水（约25℃）1 小时，可减少70％的二氧化硫，再利用汆烫，去除化学添加物残留。
紫菜	*以深紫接近黑色者为佳，整体为薄片带光泽。 *若颜色为蓝紫色或黑色，可能遭受污染，经过高温烹煮也无法破坏残留毒素，因此，不建议购买。
海带	*选择干燥、形体宽大，颜色带墨绿色为佳。表面带有粉质为营养精华，不是发霉物。 *避免已潮湿且带有黏稠感，表示不新鲜。

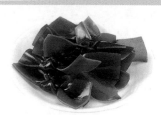

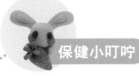

保健小叮咛

怎么选择好的加工素材料？

不买不符合市场定价的便宜食材	*过于便宜的素食材，便可能有安全上的疑虑。一分钱一分货，购买符合市场定价的产品，是选购的第一步。
选择有商誉的商家购买	*可至大型超市、有机商店购买。 *传统市场购买时需特别注意新鲜度，及店家保存方式。
留意店家保存方式	*店家若将素食材保存于冷冻库中，购买后才取出，表示无添加防腐剂，也是较安全的保存。 *置放于室温的保存，不仅容易变质，也可能有添加防腐剂之虑，因此，不建议购买。
选择真空包装方式	*以真空包装者尤佳，散装贩售较不安全，拆封后尽速食用完毕。
注意包装上的标示	*注意包装上是否有清楚标示：成分、制造工厂、生产日期、使用期限、食品添加物、联系电话等项目。
购买散装食材注意闻、看、摸 3 步骤	***鼻子细闻**：确认味道是否有腥味或肉味，及是否有太重的香料味及酸味，才能避免买到黑心材料。 ***眼睛查看**：查看外观颜色是否异常，如素鳗、素排骨若颜色太深或太鲜艳，就可能添加煤焦色素；干丝、百叶、豆皮、豆干颜色太白，就可能使用漂白剂如双氧水。 ***用手触摸**：摸摸看食材表面是否有黏滑感，若有就表示暴露于空气中太久，食材已经变质。

正确认识有机食材

　　许多病友常会询问生病后是否需要改吃有机食物？其实癌症病友选用有机食物，可减少摄取到有害毒素包含农药残留、杀虫剂残留；减少摄取到基因改造食品如大豆；减少人工添加物摄取如防腐剂；摄取到全食物中的抗癌植化素及更多的矿物质、维生素。

什么是有机食品？

- 农产品由耕作至栽培、加工到食品等，皆顺应自然，不添加人工化学成分如农药、杀虫剂。
- 使用有机肥料使土壤肥沃，可让农产品含更多必需矿物质和稀有元素，其含量为一般农产品的 2 ~ 3 倍。
- 在制造、包装、仓储、运输中经过特别的管理，所有过程不使用香料色素、人工添加剂，不用防腐剂。
- 零污染的健康食品，提供更多的矿物质及维生素，增进免疫力，减少癌症及慢性病罹患率。
- 耕作过程不易，成本较高故价格较高，但营养价值及安全性也更高。

如何挑选有保障的有机食品？

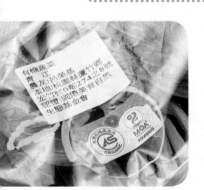

◎有机蔬菜包装上均有验证标章及种植者等相关认证资料，安全有保证。

- ●观察包装上的有机认证及生产履历
  - 在中国台湾"农委会"认可的 4 家有机认证机构：国际美育自然生态基金会（MOA）、慈心有机农业发展基金会（TOAF）、台湾省有机农业生产协会（TOPA）、台湾宝岛有机农业发展协会（FOA）。
  - 产品上会用贴纸贴上 CAS（优良农产品标章）加上认证机构如 CAS + MOA，若包装上只有印刷字样"有机蔬菜"或"安心蔬菜"皆非认证。
  - 并在包装袋上标明生产者、地址、电话、认证字号、认证机构生产履历、食物里程、生产批号等项目。
  - 目前大力推行"生产履历"，指产品自生产加工、分制、流通、贩卖等阶段中做流程的记录，可以清楚了解产品由栽种到各个环节的重要资讯，消费者可透过条码找到资料。

■ "农委会"提供"有机农业全球资讯网"（http://info.organic.org.tw/supergood/front/bin/home.phtml），可查询有机种植者资料及抽验农药残留记录。

● 观察有机产品的新鲜特征

■ 品质高的有机蔬菜，新鲜健康无破损，外表挺立饱满、无起皱、凹陷，也没有过期脱水；若虫咬洞太多，表示土壤贫瘠，作物生病不健康。

■ 有机蔬菜不能只以大小判定，因为蔬果大小反应的是品种差异、土壤肥沃度、肥料种类及种植技巧，不因为有机栽种就外形较小。

■ 有机蔬果切开或炒煮不易出水，口感扎实，代表生长时程正常，组织绵实。一般加了生长激素的惯行农法蔬果（使用农药及化学肥料），在短时间内快速长大，是以大量水分撑大，切开后易出水。

■ 新鲜的有机蔬菜较耐存放，现采的有机蔬果放在冰箱2～3周，仍会发芽长花。购买时应问清楚进货日期，以防买到摆放太久的冷藏菜，失去新鲜度。

● 哪里可以购买有机食品？

■ **有机专卖店**：可了解其进货来源、经营动机、理念；注意其产品流通性、品质新鲜度、顾客满意度，可作为选购安全的参考。

■ **农产运销所属超市，及主妇联盟购买中心。**

■ **与农友直接接触及购买支持在地生产**：至农场参观了解生产过程及耕种者理念，帮助了解农作品质，加强产品安全性。

■ **假日农民集市**：目前在中国台湾由环保团体农业机构推广中，北部如农民集市；中部如兴大有机农民集市；南部如美浓的旗美集市等。

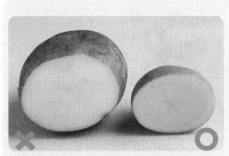

右边为有机马铃薯，口感扎实不易出水；左边为使用化学肥料的马铃薯，切开后马上有出水现象。

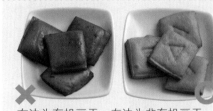

右边为有机豆干；左边为非有机豆干。

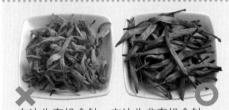

右边为有机金针；左边为非有机金针。

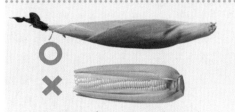

上面为有机玉米；下面为非有机玉米。

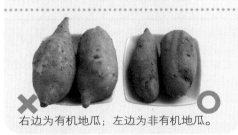

右边为有机地瓜；左边为非有机地瓜。

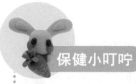

如何区分素食、生机饮食及有机饮食？

类别	定义	饮食内容
素食	＊素食可初分为全素、奶素、奶蛋素、宗教素、植物五辛素、健康素等。 ＊一般素食餐厅多以不食用鱼、肉、奶、蛋类等动物性食物；不吃五辛食材即为葱、蒜、韭菜、洋葱、蕗荞的宗教素为主。 注：蕗荞为台湾称呼，类似野蒜的一种百合科植物。	＊不食用动物性食物，如鱼、肉、奶、蛋类；不吃五辛食材即为葱、蒜、韭菜、洋葱、蕗荞。有些宗教素是可以食用蛋奶素。 ＊不强调食材一定是有机的，依个人的采购习惯。 ＊大多为熟食，生食部分较少。 ＊容易采用大量的素食加工品，如添加人工色素、味精及防腐剂，包含豆干、豆丝、素鸡、素肠等。 ＊传统素食常见油炸、油煎食物，蒸煮凉拌较少用，容易使用过多调味料，口味容易太油、太甜、太咸。
生机饮食	＊原始定义为雷久南博士所推广：不食用奶、蛋、肉类等动物性食物；不食用含化学农药、化学添加物及辐射保存的人工程序干扰食物；不食用白米、白糖等精制加工食品；以生食及新鲜蔬果为主，不过度烹调，甚至要求完全生食。 ＊目前有关生机饮食的主张，则是因应个人不同体质所做的调整与变通：不强调完全生食，可以生熟参半，但重视生食功效；原始的粗食，	＊生机饮食最好选用有机无污染的健康食材，帮助身体恢复自然治愈力，增强免疫系统。若选用一般食材必须经过清洗，最好采购当地当季生产的新鲜蔬果，减少农药化学及基因改造的危害。 ＊目前为止并没有科学证明生机饮食能治愈癌症，只能说生机饮食提供健康饮食及足够营养，提升身体的自愈力，使身体好转。 ＊本书提倡的素食饮食与上述生机饮食极为相似，即是以

如五谷、全麦、坚果、豆类；不食用加工制品及精制品；适当摄取动物性食物，如奶、蛋、肉类（没有抗生素及荷尔蒙毒素残留的肉品、奶、蛋类为主），借以补充营养素。	植物性食材为主，搭配奶蛋；优先考虑有机食材，其次选用安全的蔬果（经过严格清洗过）；以熟食为主要烹调，再搭配部分生食；以在地当令新鲜食物为主，不吃加工制品；采取健康烹调方法。

有机饮食

*有机饮食，强调使用经过严格认证的有机动物和有机植物，包括蔬果、五谷、根茎、豆类、奶、蛋、肉类等，没有化肥农药的疑虑，纯净安全，营养丰富。

*强调"食物里程"及节能减碳：食物里程指的是食物从原产地运到消费者手上的距离，包括食物原料由产地运到加工处，再送到市场等运输距离的总和。里程数愈高，表示食物消耗汽油产生的二氧化碳量愈高。因此，购买时，以近距离的产地为优先考量。

*有机动物：不使用抗生素、荷尔蒙等促进生长，严格掌控养殖期及销售过程。

*有机植物：不使用化肥、农药、冷冻、辐射方法培养植物。

*注重轻食原则，少油、少盐、少热量、少负担。

*不强调体质属性及食材适食性：优先选择无污染食材的观念，但不一定符合健康的烹调方法及食用方法。

*不吃不当令的食材：强调在地生产的食材，减少里程时数，实践有机的环保生活。

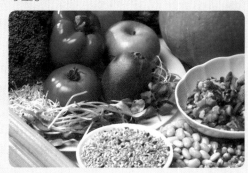

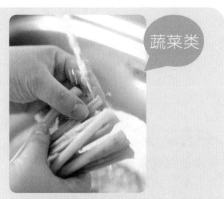

蔬菜类

专家建议去除农药的好方法，即是在水龙头下利用冲水力量将残留农药去除。

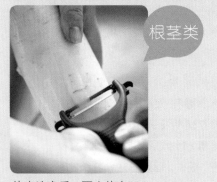

根茎类

外皮洗净后，再去外皮。

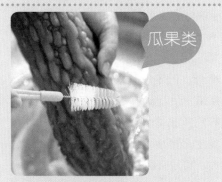

瓜果类

先利用小毛刷清洗外皮。

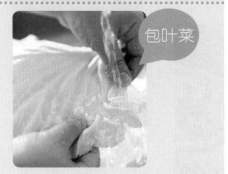

包叶菜

丢弃外层叶片后，内层叶片一片片冲洗。

蔬果清洗有一套

食用蔬果只要用对方法清洗，且选择种类来源多样化，你就不用担心会吃进残余农药。不同蔬果有不同的清洗与选购重点，这是食用前必须要注意的重点。

不建议用清洁剂清洗，因为蔬果皮薄且皱，使用清洁剂，极易使具致癌性的漂白荧光剂，从断裂面渗入蔬果内（即使标明"蔬果专用"的清洁剂，多少也含有对人体有害的物质）。

所以，清洗蔬果最好的方法是用大量自来水冲洗，才能避免营养素流失及有害物质残留。

蔬菜类清洗

● 根茎类需先清洗后再去皮

根茎类蔬果，如萝卜、芋头、山药等外皮需清洗干净再削皮，才可去除农药残留。

● 瓜果类需利用软毛刷子清洗

利用软毛刷子清洗外表凹凸不平的蔬果，如小黄瓜、青椒、苦瓜，因为其表面凹凸不平，农药残留不易洗净，特别用小毛刷来清洗。尤其是青椒蒂头部凹陷处，须先切除再清洗。

●包叶菜先剥除外层叶片
再片片冲洗

　　包叶菜如卷心菜、包心白菜，因其施药及生长方式会有大部分农药残留在外层叶片上，为了安全上考量，除了最外层叶片必须丢弃外，内层叶片需层层剥开，一片一片清洗。

●叶菜类先切除根部
再清洗每片叶片

　　分棵的青江菜、小白菜类，则必须先切除近根处，再将叶片分片清洗。因为叶柄汇集的根柄基凹处，通常是农药残留最多，所以必需切除掉再清洗叶片。

水果类清洗

●柑橘类先用菜瓜布搓洗外皮

　　柑橘类如橘柑、海梨柑、柠檬、葡萄柚、柳丁等，较令人担心的是防霉剂，这类药剂会残留于果皮部分，较少会渗透至果肉内。

　　食用前先用菜瓜布搓洗外皮，再剥皮吃，即可保障食品安全。

●瓜类先用海绵刷洗外皮

　　瓜类如美浓瓜、黄香瓜，以当令生产的瓜类食用最佳（美浓瓜盛产期在 7 ~ 8 月，黄香瓜 10 月最多、采收期在 4 月中旬 ~ 12 月下旬），因为过了生产期的培育，则会使用较多农药。

　　食用前应清洗外皮再切开食用。

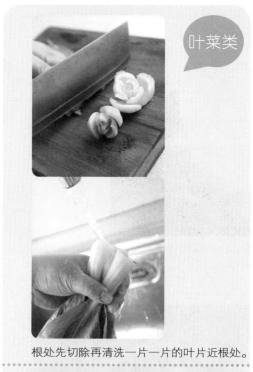

叶菜类

根处先切除再清洗一片一片的叶片近根处。

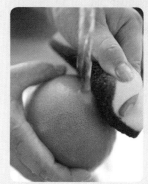

柑橘类

食用前先用菜瓜布在水龙头下搓洗外皮。

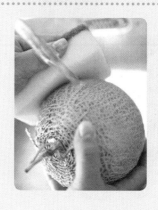

瓜类

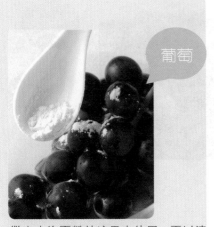

葡萄

撒上少许面粉抹遍果皮外层，再以清水冲洗二回。

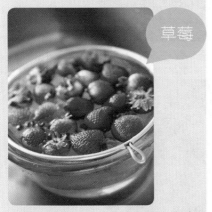

草莓

先将草莓放于过滤篮内，用水冲洗后浸泡5分钟。

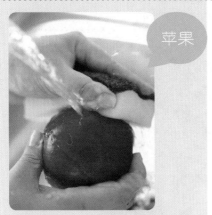

苹果

清洗时用自来水冲洗，用海绵在水龙头下擦洗，可减少果皮的杀菌剂。

● 小型水果先冲水再撒面粉抹遍果皮

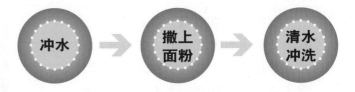

冲水 → 撒上面粉 → 清水冲洗

　　小型水果如葡萄、番茄，常使用杀菌剂防治虫害，药剂会附着于水果表面，选购时需注意是否有药斑，而且药斑颗粒是否比果粉大且分布不均匀，若有此种状况不建议购买。

　　清洗时先冲水过滤粉尘杂质后，撒上少许面粉抹遍果皮外层，再以清水冲洗第二回，即可食用。

● 草莓先放过滤篮用水冲洗后浸泡

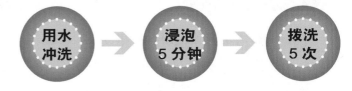

用水冲洗 → 浸泡5分钟 → 拨洗5次

　　草莓农药残留较多，为了安全食用，可将草莓放于过滤篮内，用水冲洗后浸泡5分钟，再经过5次左右拨洗，可洗掉将近70%的农药残留。

　　要特别注意的是，蒂头不能先去除再洗，必需洗后要食用时再去蒂头。

● 苹果先用海绵擦洗外皮

　　苹果残留农药有八九成是留在表皮及果皮内面层，几乎没有渗透到果肉部分，清洗时用海绵擦洗，可减少果皮杀菌剂。

　　削皮时可将外皮下层果肉的杀菌剂去除，减少农药残留，增加食用安全性。

素食的正确烹调

适合癌症素食的健康烹调法

每一种烹调方法各有不同特色，癌症病友除应特别注意低油、低盐、低糖的三低原则，还要考虑温度、用油量、烹调时间及营养素的保留。

适用于癌症病友的健康烹调法，应以低温烹调（80 ~ 120℃）为主，并依食材熟透时间决定烹调长短，如根茎类、豆类、五谷类需较长时间；叶菜类则只要极短时间烹调，才能保留营养素，减少流失。除了依食材属性决定烹调法，烹调的用油量建议愈少愈好，可用改良式的水油炒或汆烫，也能品尝到可口的食材，且低温少油烹调，可减少释出致癌物。

● 汆烫法符合低油原则，适用于叶菜类或根茎类

汆烫时水中可加少许盐及 2 ~ 3 毫升的油，能增加叶菜翠绿色泽及口感；待水煮捞起后，再利用少许调味料增加口味。不是所有蔬菜都适合汆烫，英国研究指出汆烫花椰菜、卷心菜会破坏其所含抗癌物质，用水油炒或蒸煮方式较佳。

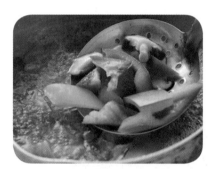

◎汆烫时间　一般水煮青菜如为有机蔬菜，时间约 30 秒；一般惯性耕种蔬菜，必须加长水煮时间为 3 ~ 4 分钟，才能清除农药残留。

● 水油炒有利脂溶性维生素及植化素吸收

水油炒是以干锅加少许水（约 1/2 碗）煮开，放入少许油（约 5 毫升），再放入青菜、芽菜花等食材，以中火炒煮。国内研究也发现水油炒，可增加绿叶蔬菜叶酸及多酚类的利用率。另外水油炒可控制炒菜温度于 100 ~ 120℃，且减少油烟，较无致癌性。

● 炖煮减少用油，适用食材为根茎类

炖煮法为低温（约 100℃）长时间（1 ~ 2 小时）烹调汤汁，保留食物美味精华，并减少用油，可分为清炖（汤水多、清鲜味）、浑炖（材料先炒过，汤色较浓）。清炖又有隔水炖，外层水锅保持旺火沸水；不隔水炖则是直接在火上炖，即广东人的"煲汤"。

适用食材为根茎类如马铃薯、胡萝卜、白萝卜、南瓜、冬瓜等；以及菇类、豆类，可利用食物原味慢慢释出汤汁，但不适合用于叶菜类。

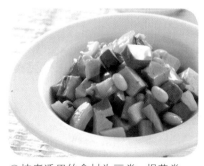

◎炖煮适用的食材为豆类、根茎类，可减少用油并释出食物原味。

● 卤煮使用大量多元食材，增进食欲

先选用五香味、红烧味或酸辣味酱汁，切勿太咸、太辣或太油，也可以海藻类或菇类作为汤底，再加上食材如卤豆干、豆肠、豆包、昆布、海带、白萝卜、竹笋、黄豆、牛蒡、蛋等放入酱汤中，大火烧开后，再以小火煨卤至食材软烂，温度维持 85 ~ 90℃。

煨卤时间视食材而不同，豆类制品及海带类需时 30 ~ 40 分钟，再熄火浸泡；根茎类需 40 分钟 ~ 1 小时熄火焖泡帮助入味，也可以放凉后置入冰箱冷藏后食用。

● 拌食可减少营养素的流失，适用于蔬果

拌食可分为生拌（材料均为生食）、熟拌（材料均为熟食）、生熟拌（材料为生食及熟食）、热拌（材料为熟料，必须趁热切、趁热拌）。其中未经加温的凉拌食材，尤其可减少营养素流失，更能吸收维生素 C、酵素等。

可先将食材切为厚薄、大小、粗细一致如丝片、小块，并依菜肴性质决定烫煮或生食。而使用的拌酱料可依食材不同而变化，如酱油、糖醋、麻油、葱花、姜末、蒜泥、香菜、辣椒；拌汁则有芝麻酱汁、芥末酱汁、优格酱汁、油醋汁、腰果酱汁、杏仁酱汁等。

● 蒸煮保留营养，适合根茎类、五谷类、豆类

蒸煮食材可切割为大块、粗条或厚片状，或加入调味料如葱蒜酱油腌泡再蒸，蒸的时间不可太久，10 ~ 20 分钟，避免失去原味及营养；温度可控制在 100 ~ 120℃，是极适合病友使用的烹调方法，但较不适用于绿叶蔬菜、芽菜。

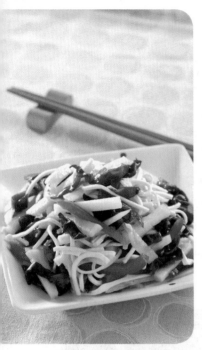

◎拌食可灵活使用调味料，增加食材的变化，增加食欲。

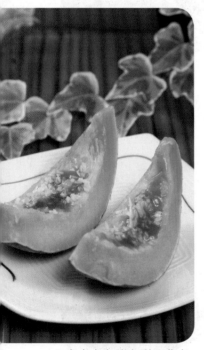

◎癌症病友可多利用蒸煮的方式，将食材切大块或厚片状，控制蒸煮时间，美味又健康。

食材种类	蒸煮方法
根茎、五谷、豆类	在一开始冷锅时，就立即放入蒸煮 20 ~ 30 分钟。
叶菜、花菜类	时间较短，可待水热后再放入，并隔水蒸煮 2 ~ 5 分钟。
米食	蒸煮时间米饭 30 分钟，粥 1 小时。蒸粥或蒸饭更可保留米粥香味，极适合病友在治疗期使用。

●冲泡法适用于中药材、五谷粉等

将花草类、中药材、五谷粉、坚果粉、茶叶及芝麻粉等食材放于容器内，以适量热开水约150毫升，经过搅拌或焖泡释出原味及食材精华饮用。可依需要适量冲泡，尽量一杯勿饮用太久或隔夜食用，保持新鲜。

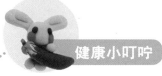

健康小叮咛

如何降低烹调方法引发的致癌危险性？

避免不当的烹调方法	* 避免不当的烹调法指的是以烧烤、油炸、烟熏、腌渍方式烹调。例如，蛋白质食物经过烧烤温度达250℃、油炸温度175℃，容易产生PAH（多环芳香碳氢化合物）致癌物；腌渍食品的盐分则会加强亚硝氨的致癌作用。
如何避免及减低伤害	* **选用具有抗氧化性质的食材来烹调**：如烧烤时，可利用蒜、洋葱所含的硒；油炸时利用橄榄油内的多酚；烧烤肉品的腌渍，可利用红酒的多酚以及花青素等成分，降低致癌危险。 * **使用合适的烤具**：如选用电烤器具，不用炭火烧烤，就可避免滴油造成二度致癌油烟产生；或可将食材先蒸半熟再烧烤，避免油汁长时间拌入火焰中，减少致癌烟雾产生PAH。 * **吃烧烤油炸食物前，先去除外层烧焦处或将油炸物外的裹衣丢弃不吃。** * **搭配含抗氧化物及维生素C的饮料中和自由基**：吃烧烤油炸食物时，可选用如柠檬汁、柳橙汁、猕猴桃、绿茶饮料、酸梅汁、山楂洛神茶等饮品。 * **搭配含抗氧化物的食材中和自由基**：抗氧化的辛香料，如青葱中绿色部分、青蒜、大蒜、欧芹及洋葱等食材，因为富含维生素C，可中和自由基；水果的选择如鳄梨、猕猴桃、芭乐等。因为维生素C可抑制癌症形成，避免产生自由基对细胞造成损伤，其次是捕捉自由基（如滴柠檬汁在烤鱼表面，能清除自由基），减少致癌原，并抑制亚硝基化合物的形成。

改善治疗期副作用的烹调法

症状	饮食改善方式	应用食谱及烹调
体重减轻	**YES** *少量多餐，变化食材； *高热量、高蛋白饮食； *以浓缩型食物为主如布丁、果冻等； *多补充B族维生素如糙米、全谷类，提升食欲； *在两餐之间增加点心摄取； *供应易消化的食物如粥或汤品； *利用酱汁来提味、刺激食欲。 **NO** *减少刺激性食物，如过辣、过油。	*多利用根茎类，热量较高，如本书食谱"菜根香"、"山药浓汤"，健脾开胃且热量高。 *利用浓缩食材，食用少量就能获取高热量，如食谱中的"糙米奶冻"及"香蕉奶昔"。 *烹调点心类，选择易吞咽消化的食物，如"补气粥"、"珊瑚露"等食谱。
恶心呕吐	**YES** *少量多餐； *补充B族维生素，尤其是维生素B_6可减缓呕吐； *选择有酸味、咸味食物； *可以茶饮或汤品帮助排毒及缓解不适。 **NO** *少吃过甜食物； *避免油腻食物，少用烧烤、油炸食物。	*利用茶饮止吐，如茶饮食谱的"山楂洛神茶"及"紫苏绿茶"；利用茶饮排毒，如"牛蒡茶"。 *选用酸味开胃菜，增进食欲如"豆豆优格沙拉"及"凯撒沙拉"食谱。 *微带酸味菜肴，可帮助减少恶心感，如"双色甜菜"。
口干舌燥	**YES** *选用含水量多的食物，如豆腐； *选择质地细软好吞咽食材，如优格、果冻； *多喝水及补充维生素C高的水果，如瓜类。 **NO** *勿食过辣、过咸、过热、过甜食物； *减少刺激性食物，如咖啡、酒精类。	*冰凉爽口茶如"紫苏绿茶"；助排毒及滋润口腔茶饮，如"牛蒡茶"食谱。 *带酸味茶饮，可滋润口腔喉咙、生津止渴，如"生脉饮"、"山楂洛神茶"。 *选用易吞食、易消化，有助于清凉退火的点心，如"糙米奶冻"、"珊瑚露"。

味觉改变	**YES** ＊采温和润口的冷食物； ＊选用味道浓郁的食物刺激食欲，如洋葱、九层塔、柠檬、香椿、青蒜； ＊可多选用酸、咸、甜、辣味等食物，帮助味觉感受； ＊运用食物种类改变主食，如米粉、面条、水饺、寿司； ＊多喝茶饮、果汁，来去除口腔的异味及苦味。 **NO** ＊避免苦味食物。	＊利用味道浓郁的主食及汤品，如"青酱意大利面"、"香椿炒饭"、"黄金汤"。 ＊利用味道带酸味的食谱，如"田园蔬菜汤"、"墨西哥莎莎酱"。 ＊利用润口茶饮增加口感，如"参甘茶"、"紫苏绿茶"、"山楂洛神茶"。
食欲不振	**YES** ＊少量多餐； ＊利用酸、咸、甜味等变化，刺激食欲； ＊多吃清淡的粥、汤品或茶饮； ＊选择高浓度、高热量、高蛋白食物补充营养。 **NO** ＊少吃油腻、油炸、烧烤类食物。	＊多吃酸味食物，如"彩拌若芽藻"、"双色甜菜"。 ＊利用主食类多作变化，如"四君子免疫粥"、"梅香寿司"、"香椿炒饭"。
口腔溃疡	**YES** ＊多食用温和冰凉、质地细嫩柔软、低纤维质食物； ＊选择易吞咽食物，如布丁、果冻、马铃薯泥、麦片粥、银耳羹； ＊多食用有助于伤口愈合的维生素C食物，如柠檬汁、柳橙汁。 **NO** ＊少吃坚硬，粗糙食物； ＊避免过油、太咸。	＊可利用滑润、易吞咽的汤品及粥品，如"翡翠菇菇汤"、"四君子免疫粥"。 ＊选用易吞咽的点心，如"糙米奶冻"、"润肺银耳羹"。 ＊多饮用顺口茶饮，如"紫苏绿茶"、"三花茶"、"参甘茶"。
腹泻	**YES** ＊采用低渣食物，采清淡低油饮食； ＊多补充水分； ＊多吃含钾高的食物，如番茄汁。 **NO** ＊不摄取高油、高纤维食物，不吃太冷或太热的食物； ＊不吃易胀气食物及饮料，如豆类、马铃薯； ＊避免刺激性调味料，如咖喱、辣椒。	＊选用低渣粥汤，如"山药浓汤"、"四君子免疫粥"。 ＊选用较清淡低纤维，如"茯苓豆腐"。 ＊补充水分可选用茶饮，如"生脉饮"。

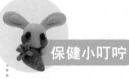

如何用对植物性油脂的烹调特性？

一般来说，油脂有"饱和脂肪酸"、"不饱和脂肪酸"。饱和脂肪酸主要来自鲜奶油、氢化脂肪、棕榈油、椰子油等动物性油脂，容易合成为坏的胆固醇，影响细胞膜结构，产生不健康细胞。而不饱和脂肪酸又可分为"单元"及"多元"两类。

单元不饱和脂肪酸来源包括橄榄油、芥花油、花生油、芝麻油、苦茶油等，较不易氧化，可降低坏胆固醇，不影响好胆固醇的量，较适合用来烹调，稳定性较佳。

多元不饱和脂肪酸的来源有红花籽油、大豆油、葵花油、玉米油、南瓜子油，它虽可降低坏胆固醇，也会减少好的胆固醇，油脂稳定性不佳，较易变质。

认识好的植物油及正确烹调	
好的植物油	愈接近原始风貌、未经加工的油，就愈是好油，如常见的冷压、未精制、未氧化过的油脂。市面上冷压初榨、未精制、未氧化的植物油，有冷压苦茶油、冷压椰子油、冷压芝麻油、冷压橄榄油、冷压花生油，这类油品因未经加工处理，会有较多的营养素、蛋白质；但品质较不稳定，开瓶后需冷藏，且应尽快用完，以免变质。 另外还有富含 Omega-3 油脂的亚麻仁油、紫苏油，因为 Omega-3 可帮助维持前列腺素的正常浓度，增加身体的防御力，防止人体发生过敏、发炎，使循环及免疫系统正常运作。
不好的植物油	**包括氢化油、发霉的油、氧化油、精制油脂。**其中以氢化油对人体杀伤力最强，植物油因为性质不稳定，容易氧化酸败、不耐久放，经过氢化程序可使植物油稳定，且成固态状，更耐高温、不易变质，可重复油炸，并增加食物口感；但因为氢化油不易被人体代谢，影响细胞膜合成及荷尔蒙制造，易使细胞缺氧，更容易致癌。 其次是原料品质不好、储存不善，而使种子发霉的油，容易有黄曲霉素等有害物质，易造成肝脏损伤。氧化油则是天然冷压的植物油开瓶后，容易与空气中的氧接触造成氧化，然后在烹调中高温加热急剧氧化，产生自由基，持续加热甚至产生致癌物质，如回锅油。常食用氧化油脂，会使体内产生过量的过氧化脂质，引发慢性病及癌症。

另外，市面上很多精制油脂（如精制大豆色拉油），大多经过精制程序，不稳定的油脂经过高温240～260℃高温处理，除色除味后，油脂虽然晶莹剔透、淡色无味、不含杂质，但也流失营养素；同时经化学溶剂萃取，虽可保存较长时间，油质稳定性较高，也耐高温烹调，但化学溶剂易残留于油品中。

正确保存方法	**油脂遇高温容易氧化，开瓶后最好放在冰箱内，较不易氧化、变质。**未经精制液态油，需放在冰箱冷藏，开瓶后尽快使用，在1～2个月内食用完毕；油质变色起泡沫、有油臭味，就必须丢弃，勿再使用。
正确烹调方法	**1.不超过油脂的冒烟点**（就是将油渐渐加热，开始冒烟的温度即称为冒烟点）：超过冒烟点的食用油会开始变质，产生自由基，甚至产生致癌物质，会将好油变成坏油。依据油品的冒烟点，而使用不同的烹调方法，才能确实吃到对身体有益的油脂。 **2.依据不同的烹调需求，选用油脂。**
如何判断烹调时油脂温度？	1.用烹饪用温度计测量，是最准确的方法，随时可入锅测量温度。 2.气泡观测法，可用筷子插入油锅或用材料投入油锅，观察气泡变化。 　＊**小火温油**：油温一、二分热，50～90℃，油面平静，材料投入无气泡产生； 　＊**中火温油**：油温三、四分热，90～130℃，油面无烟平静，材料投入后，油中出现少许气泡； 　＊**旺火温油**：油温五、六分热，130～180℃，油面略有青烟，油略有上下移动现象，材料投入附近出现些许气泡，适用于煎炒用； 　＊**旺火热油**：油温七、八分热，180～220℃，油面冒些青烟，油面上下移动，材料投入或筷子插入，立刻出现许多气泡，适用于一般炒炸烹调； 　＊**猛火旺油**：油温九、十分热，220～250℃以上，油面冒青烟，油面上下移动非常显著，接近沸腾，材料投入，出现许多滚动气泡，且声响大，适用爆炒。 3.**蒜粒观测法**，将小粒蒜头丢入油锅，观察蒜头的沉浮。 　＊蒜头下沉未浮起，油温为80℃以下； 　＊丢入蒜头立即浮起，油温约180℃。

了解植物性油脂的冒烟点及适用烹调		
用途	烹调方式	适用油品及冒烟点
低温用油 （107℃）	凉拌、水炒	未精制葵花油（107℃）
		未精制亚麻仁油（107℃）
中温用油 （177℃）	小火炒	未精制大豆油（160℃）
		未精制冷压橄榄油（160℃）
		未精制花生油（160℃）
	中火炒	未精制芝麻油（177℃）
		未精制椰子油（177℃）
高温用油 （178～250℃）	煎、炸	精制冷压橄榄油（207℃）
		精制芝麻油（210℃）
		精制葡萄籽油（216℃）
		未精制苦茶油（223℃）
		精制苦茶油（252℃）
		精制大豆油（232℃）
		精制花生油（232℃）

癌症病友的健康素原则

均衡营养，采取高热量、高蛋白质饮食

　　为补充素食造成的营养素不足，应加强摄取蛋白质、钙质、维生素 B_{12}、铁质。食物摄取可参考本书第 76 页"如何选择安全的营养补充品？"。

　　而高热量及高蛋白质饮食可避免体重减轻、组织耗损、营养不良等。所以，病友每天每千克体重需要 35 卡的热量及 1.5 克的蛋白质，依照这个标准来提高热量及优质蛋白质的摄取。

35 卡热量	+	1.5 克蛋白质	=	每天每千克需要摄取的热量及蛋白质

多样化新鲜食材，以当地当令有机生产为佳

　　避免加工生产及添加食品添加物的食材，如豆类加工品，以免存积体内成为过敏原，长期摄取减弱身体免疫力；多选择未经加工的新鲜食材，如糙米、全麦面粉、燕麦，才能保有食物完整的营养素。

　　而当地当令出产的食材，营养流失率低，能提供身体最大的能量，促进免疫细胞复原。一般来说，常温 25℃，蔬菜放一天，维生素 C 含量只剩采收时的八成，为了确保不腐败，并保持外观，大多需要使用化学药剂。若能选择当地当令食材，就能减少营养素流失，癌症病友更能吸收完整的营养素。

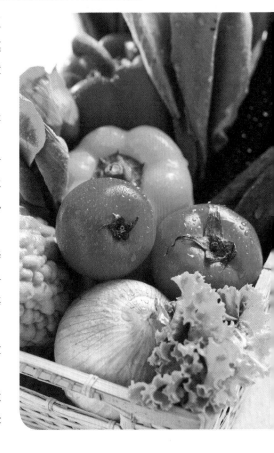

　　多样的食材，则能帮助病友获取更均衡的营养及抗癌成分，如植物根茎、蔬果类、种子类、五谷类等，多富含茄红素、花青素、异黄酮、硫化物等抗癌植化素，有利对抗癌细胞。

　　而建议选择有机食材，是因其无农药残留，没有添加不良成分，食用更安全；并富含微量元素，如锌、硒、铁、钙、镁、锰等，有助于抗癌，且能改善化疗不适症状。例如，锌可以改变味觉的异味不适，并提升食欲。

采用三低二高的饮食原则

三低二高	饮食重点
低油	＊油脂量应控制在每日 2 ～ 3 大匙。 ＊选择好的植物油，依据油品特性正确烹调，可见第 54 页 "如何用对植物性油脂的烹调特性？"。 ＊减少饱和脂肪酸（坏油）、反式脂肪（人造奶油）的摄取，但可摄取适量的单元不饱和脂肪酸，如橄榄油、苦茶油。 ＊要少用辣油、麻油、沙拉酱、沙茶酱、芝麻酱等高油分调味酱料；避免煎、炸、爆炒等高油烹调。 ＊注意高油脂食物会引发肺癌、直肠癌、乳腺癌、子宫内膜癌、前列腺癌。
低盐	＊多吃新鲜食物，少吃腌渍酱品，少用富含盐分的调味酱如酱油膏、乌醋、味精、番茄酱、甜面酱、沙茶酱等，并少用盐酥、腌渍、盐烤等高盐分烹调。 ＊每日建议的食盐摄取量为 6 克，若盐分摄取过多或长期食用盐渍食品，会破坏胃黏膜细胞产生癌症，如胃癌。 ＊可利用蔬果本身所特有的香味来作调味料，如葱、蒜、柠檬汁可减少食盐用量，甚至不需要使用，也能够品尝到食物特有的味道和天然香味。
低糖	＊避免摄取多余精制糖分，可减轻身体负担，降低癌症再发率。 ＊糖分种类分为单一碳水化合物（Simple Carbohydrate）、复合式碳水化合物（Complex Carbohydrate）。单一碳水化合物由糖的分子组成，其来源为水果、蜂蜜、牛奶、蔗糖、蛋糕、饼干、碳酸饮料，为高度加工的精制品，被视为 "空洞卡路里"。值得注意的是，人体可迅速消化单一碳水化合物，马上补充活力，但经过人体消化过程，转化为葡萄糖，进入血液提升血糖值，也引发胰岛素大量分泌，而胰岛素会刺激癌细胞增生，如乳腺癌、直肠癌，均与胰岛素过度增高有关联，而癌细胞也以葡萄糖为能量来源，提升其新陈代谢。复合式碳水化合物则是由膳食纤维与淀粉组成，结构较为复杂，人体需花较多时间消化，呈现持续稳定的活力，其来源有全麦、谷类、麦麸、蔬菜、豆类、豆荚、水果、坚果。 ＊癌症病友的饮食必须少用糖分调味料，如蜂蜜、果糖、果酱、炼乳等，并少用高糖分烹调法，如糖醋、蜜汁、醋熘方式；且多摄取复合式碳水化合物为佳，才可减缓血糖上升及使胰岛素分泌平缓。科学研究指出，摄取过多糖分会减低个人免疫力，使血液中负责免疫功能的单核球数量减少，抗癌能力减少 50％ 以上。

高纤维	✴已有医学证明，富含纤维质的全谷物能使某些癌症罹患率降低34％，包括预防消化道癌症、口腔癌、喉癌、胃癌、结肠癌、直肠癌等。
	✴摄取高纤维食物可减缓胃内消化速度，但促进肠道蠕动，有助排毒，因为大量纤维质食物需要较长时间咀嚼，停留胃中时间较久；而在小肠内纤维质能吸收胆固醇，调节血中浓度，增加好的胆固醇（HDL），减少坏的胆固醇（LDL）。
	✴纤维质也能减缓糖分吸收速度，防止血糖快速升高，在结肠中纤维质提供肠道益菌养分，保护肠道维持健康，最后纤维质会刺激大肠蠕动，加速排出毒素及致癌物。
	✴富含纤维质的天然食物包含蔬果、全谷类，含有大量的维生素、矿物质及植化素，易让人有饱足感且热量低，可控制食欲及体重。
	✴要特别注意的是，纤维质的摄取应逐量增加，以免造成肠胃不适；食用富含纤维食材时可多喝水，增加纤维质含水量，增加饱足感。
高钙	✴中国流行病学研究调查发现，钙质摄取量每天低于300～500毫克，会增加罹患食道癌几率。因为高钙食物为细胞制造的重要营养，当细胞外的钙浓度降低，正常细胞的增生会受到抑制，并使癌细胞逐渐繁殖；钙浓度足够时，上皮角质细胞、乳房及胃大肠的上皮癌细胞、分化不良等坏细胞，生长都会受到抑制。
	✴人体每天都有癌细胞形成，只要免疫系统发挥功能，刚萌芽的癌细胞就会被清除。但钙离子缺乏时，便会造成免疫细胞无法分辨癌细胞的存在，使得癌细胞继续增殖，转变为癌症。
	✴富含钙质的食物来源为豆类；深绿色蔬菜如西兰花、卷心菜、芥蓝、芥菜、苋菜、大头菜；海藻类；蒟蒻等食物，癌症病友们可适时补充钙质，防止癌细胞的增殖扩散。

多摄取有益抗癌的能量食物

能量食物	食物来源
富含抗癌植化素的蔬果	红、黄、橙色蔬果，如苹果、木瓜、地瓜、甜椒、番茄；绿叶蔬菜如菠菜、苋菜；十字花科如花椰菜、芥菜；辛香料类如洋葱、青葱等。
蕈类	金针菇、鸿禧菇、香菇等，富含多糖体及丰富蛋白质，可对抗癌细胞，提升免疫力。
茶叶	绿茶中的儿茶素，可抑制癌细胞生长。
海藻类	海带、海苔、螺旋藻（蓝藻），含有一般植物少有的维生素 B$_{12}$，可帮助红血球的合成，特别在化疗期间，能预防贫血、提升血球数目；另含有维生素 E 及 EPA、Omega-3 脂肪酸，可抑制癌细胞生长及提升免疫力。
全谷杂粮类	糙米、胚芽米、燕麦等含有微量元素硒、铬，能提升免疫力，且纤维质含量丰富，可促进肠蠕动、排除肠内毒素；另外，含有果寡糖，能改变肠道细菌生态，增进有益菌的生长，抑制肠道腐败，保护肠道组织及提升免疫力。
豆类植物	如黄豆、黑豆，含有皂素、植酸、蛋白酶抑制剂等多种植化素，能抑制癌细胞形成，中和致癌物毒性，而黄豆内的大豆异黄酮，可抗氧化及防止细胞突变，能防止罹患乳腺癌、大肠癌、前列腺癌。
坚果、种子类	如核桃、芝麻、杏仁、南瓜子等，可获取优良油脂 Omega-3 脂肪酸及有益的植化素如木酚素、多酚类、植酸等。

避免食用高危险的致癌食物

●食物保存不当产生的黄曲霉素（Aflataxin）

食物保存不当，容易产生黄曲霉素，造成肝癌的危险。含量 10 微克的黄曲霉素，即具有致癌性。以花生、玉米及酱油等相关加工制品被污染最严重，为避免摄取到食物中的黄曲霉素，应尽量少吃酿造酱油、玉米、玉米粒、玉米酱、花生、花生酱、花生糖等食物，建议使用有机豆类酿造成的酱油，较安全可靠。

建议选用真空包装的中药材、五谷类、干果、干货食品，且中药材需保存在冷冻库内，不能放在湿度高的冷藏室；若发现有霉出现，必须全部丢弃，不能只清除表面霉物，因为霉菌渗透性强，仍会渗入食物内部。

●食材选择不当合成硝酸盐类毒性（Nitrosamines）

硝酸盐及氨类化合物存在于大自然界中，两类化合物进入胃中在酸性环境中易结合成亚硝酸氨的致癌物质，与口腔癌、食道癌及胃癌的发生有密切关系。因此，要避免摄入前驱物质的亚硝酸盐、磷酸盐、氨类食物。

硝酸盐主要来源为蔬菜；亚硝酸盐的来源有火腿、香肠、热狗、腊肉；胺类来源则是海产、鱼类，如秋刀鱼、鱿鱼等。因此，最好不要一起食用含有硝酸盐及亚硝酸盐的食物，而维生素C、维生素E能够有效控制这两种成分合成亚硝酸铵，所以，在吃大餐或烤肉时，可以同时多吃蔬果等富含维生素C及多酚类的抗氧化物如绿茶，就可中和毒性。

●烹调不当引发多环芳香族碳氢化合物（PAH）

烹调时若采用烧烤、烟熏、煎炸、腌渍过程，都可能产生致癌物多环芳香族碳氢化合物（PAH），引发细胞突变产生癌症如大肠癌、乳腺癌、胃癌、胰脏癌、肝癌。而烟熏类食物如沙丁鱼、咸肉、火腿，致癌物主要来自于燃烧的材料中，如木材、蔗料燃烧的烟中含有PAH及芳香氨物质，会污染食物，长期食用有致癌危险。

因此，要防止烧烤时产生致癌物，可用锡箔纸包装食物再烤，或多用炖煮、汆烫、温火慢煮方式，且以低温100℃左右较具安全性，不易产生致癌物质。

●使用不当的食品添加物

食物常用的色素添加物，有天然色素、煤焦色素两大类，天然色素成本贵、色泽不易保存，对人体健康没有危害，煤焦色素是由石油煤焦所提炼，已有研究证实其毒性及致癌性不容轻忽，目前禁止使用。

在素食食品中，如素鸡、素火腿、素乌鱼子、素排骨、素鳗、素猪肉干等发现有添加煤焦色素，所以，颜色太深或太鲜艳的食品最好不要购买。漂白剂类添加物则常见于豆类制品，如素鸡、豆皮、豆干、干丝、面肠，都可能添加硼砂或双氧水漂白杀菌，增加口感。所以，宜选用密封包装及冷藏处理食品较安全。

防腐剂类添加物，则大多为BHT抗氧化剂、BHA抗氧化剂两类，其中BHT有促进癌细胞成长作用，常用于豆干、酱油、泡面等加工食品或储存的食物。

其他有害添加物常见于金针、脱水蔬菜等，为了使食物色泽鲜艳，常添加亚硫酸盐，长期食用会引发气喘发作及促进癌细胞的生长。食用时必须多次浸泡清洗，以减少其含量。溴酸钾常用于土司面包中作为膨松剂，若大量使用，经过加热挥发分解后容易残留于面包中，其具有致癌性，伤害肠胃及中枢神经。

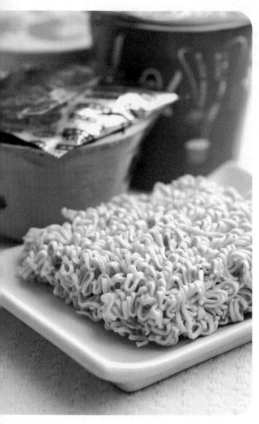

◎速食面或豆干等加工食品，常使用防腐剂类添加物。

●食用不当的高脂肪及氢化脂肪

　　油炸类的素食食物，如油炸豆腐、豆包、面筋、素鸡、面包类等含有高量油脂，食用太多油脂会使肠道中的坏菌大量繁殖，并合成动情激素等致癌物质，引发乳腺癌，也会增加胆汁的胆酸分泌，再由肠内细菌转为致癌物质。而多量的脂肪进入细胞膜内，使正常细胞丧失抵抗致癌物的能力。因此，应多摄取高纤维物质，排除肠道内胆酸、荷尔蒙等有毒物质。

　　而氢化脂肪便是植物油经过人为改造变成"氢化油"，常见名称如氢化油、反式脂肪、氢化植物油、植物乳化油、氢化棕榈油、植物酥油等，能使食物不易氧化变黑、变质，使食物变得更酥脆、卖相好，也可高温重复油炸，降低成本，但却对人体造成伤害，因为氢化油在体内与蛋白结合，不能成为水溶性，无法为人体吸收利用，在血液中循环流动过程，影响体内必需脂肪酸的代谢功能，造成血管硬化，引发慢性病及癌症。购买食品时应看清楚食品成分标示；速食餐厅外食时，多询问食用油脂种类，比较安心。

●摄取不当的酒精饮料

　　流行病学研究，过量饮酒罹癌机会愈大，饮酒者得到口腔、咽部、喉部癌症，以及食道癌、肝癌的几率，比一般人高；如果饮酒、抽烟，加上营养摄取不良，则罹癌几率更大为提高。

　　酒中的硝酸盐类、霉菌类毒素、残留农药等污染物及酒精代谢物乙醛物质皆是致癌物。而酒精会增加致癌物质的穿透性，并影响肝细胞营养运送，引发营养不良、表皮细胞生长不良，降低免疫力，使癌症罹患率上升。酒精也会引发肝炎、肝机能不良、肝硬化，使得致癌物质如亚硝氨无法分解，而增加罹癌机会。

　　饮酒者应充分摄取深绿、深黄色蔬果及蛋白质来源食物，每天补充综合维生素。但最重要也是最有效的方法是戒酒，才能防止癌变及健康上的伤害。

选用易咀嚼食材，帮助吞咽及消化

食物种类	建议选择的食物
五谷类	小米、荞麦、绿豆、蓬莱米、胚芽米、燕麦片等较易消化。
豆类	以豆腐、豆浆等大豆制品为主，而一般豆类必须浸泡一段时间再蒸煮熟烂，较易消化。
蔬菜类	以地瓜叶、苋菜、菠菜、卷心菜等绿叶蔬菜为主，因纤维细，水煮易软、较易吞咽消化。
瓜果类	丝瓜、大黄瓜、南瓜为佳。
根茎类	山药、地瓜、马铃薯等质地较细软者，是较好的选择。
水果类	木瓜、哈密瓜、西瓜、香蕉、猕猴桃、火龙果、葡萄、酪梨等水果，质地较软。

利用中药材搭配食材改善体质提升免疫力

中药材加入食材可炖汤补充体力，如本书 PART4 介绍的香苹汤、元气汤、补气粥食谱；中药材茶饮可改善嘴破、呕吐、食欲不振、失眠等不适症状，可见 PART4 的甘麦大枣汤、紫苏绿茶、葱姜红糖汁、三花茶、山楂洛神茶等食谱。

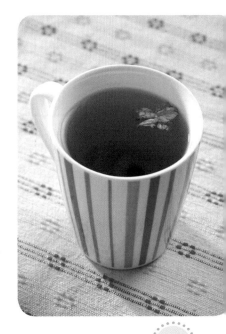

采用健康烹调及谨慎用油

以蒸、炒、煮、凉拌方式，低温烹调，保存完整营养素，减少产生致癌物，请参考第 49 页"素食的正确烹调"。中温烹调可选用橄榄油；高温炒煮可用苦茶油；低温烹调用亚麻仁油；调味用芝麻油，参考第 56 页"了解植物性油脂的冒烟点及适用烹调"。

恢复期可交替食用生食及熟食

生食　熟食	饮食重点
每天交替食用生食与熟食	每天有一餐选用生食食谱如蔬果沙拉，再渐进式增加种类及餐数，让肠胃逐渐适应，且应视个人体质的肠胃状况调整，以免增加肠胃负担。
生食	**好处** ＊生食能减少维生素、矿物质、某些抗癌因子的损失。 ＊生食蔬菜中的营养素含量超过熟食，且具有阻止上皮细胞发生癌变的作用，可阻断致癌物与宿主细胞结合，如木质素、β－胡萝卜素被人体吸收后，会引发免疫系统中巨噬细胞的活力，增强免疫力，甚至将癌变细胞消灭。 ＊生鲜蔬菜含有酵素，有助于消化吸收，且不会消耗体内能量及酵素，可使身体获得休息，增加体力。 **注意事项** ＊体质虚寒、肠胃虚弱者，不适合食用生冷食物，会增加肠胃负担；化疗治疗期间因免疫力下降，容易遭受感染，故也不建议生食；而恢复期则可使用生食，每日仅一餐生食，再采渐进式增加。 ＊选用当季及当地盛产、安全、无农药、无菌残留的有机食材，优先考虑叶菜类、芽菜类、水果类等，减少食物中毒的危险，并替换各类食材；然后，必须依各类蔬果特性，清洗干净且滴干（参考第46页"蔬果清洗有一套"）。生食所使用的食器、餐具、砧板皆需注意清洁，操作时更要注意有无污染。 ＊刚开始生食时可能不适应生菜味道，可选用本书介绍的酱汁增加口感，如芝麻味噌酱汁、绿茶优格酱汁、油醋酱汁等，但避免使用过量油、盐、糖、味精等人工调味品。刚开始可选用自己比较喜欢的蔬菜，如叶片较柔软、无苦味的莴苣类生菜或芽菜类开始。
熟食	**好处** ＊熟食烹调会使纤维质软化、体积变小，较容易食用吸收；而且有些营养素必须透过加热、加油烹调，才能释放出来，如脂溶性维生素A、维生素D、维生素E、维生素K；植化素中的茄红素等。 ＊五谷根茎类富含淀粉，必须透过加热程序使淀粉转化，更容易被人体吸收；至于生大豆几乎无法消化，且含有特殊味及皂素，必须加热后再食用，比较不会胀气。 ＊熟食可挥发去除蔬菜中一部分残留的农药，也可改变食物性味，更适合肠胃吸收，如白萝卜生食性寒，煮熟则属温热性。

* 可利用蒸煮方式烹调蔬菜，并同时将蔬菜汁喝掉，因其中含有多种营养素，如绿花椰菜蒸煮，较不会破坏植化素成分。但要注意的是，蒸煮时应使用有机蔬菜，才能饮用蔬菜汤汁。

注意事项

熟食

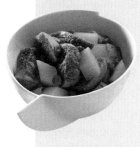

* 选择安全来源的有机蔬菜、当季蔬菜，较少农药残留；正确清洗；多采用蒸煮、炖、汆烫等健康烹调方式，少用烧烤、油炸方式；最好低温加热，选用少量健康油脂或无脂烹调；少用加工调味品，多用天然酱汁、酱料。

* 控制每餐蔬菜食用量，如每人每天 300 ~ 400 克为基本量（生食 1 碗是 100 克；熟食 1/2 碗是 100 克），以免剩菜太多，下餐再加热食用，会流失营养素。

* 烹调冬瓜、丝瓜、黄瓜、苦瓜、大白菜、小白菜芥菜、芹菜等寒性蔬菜时，可加温热性香料或中药材，如生姜、香菜、辣椒、八角、红枣，以改变食物性质。

* 宜采用不锈钢锅、陶锅、砂锅等无毒、传热快的烹调用具。

使用天然调味料，不使用人工加料

味道	天然调味料
咸味	海盐、岩盐、味噌、酱油、芝麻酱、香椿酱、胡椒盐、酵母粉、坚果粉。
甜味	冰糖、黑糖、甜菜汁、甘蔗汁。
酸味	柠檬、番茄、凤梨、苹果醋、梅子浆、优酪乳、梅子酱、莓果酱、桑葚酱、红酒醋。
辛香料	葱、姜、蒜、辣椒、九层塔、香菜、欧芹、茴香、八角、胡椒、迷迭香、香茅、紫苏、薄荷、百里香、姜黄、芥末、咖喱。

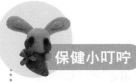

如何增加素食变化？

灵活选用各类食材	*选用蔬菜的不同部位：如根茎、叶菜、芽菜、种子等不同部位作搭配变化，如本书食谱的"田园蔬菜汤"、"萝卜玉米汤"。 *搭配不同颜色的蔬果：如绿、白色配的"翡翠菇菇汤"；黄色的"玉米饼"；红、黄、绿、白色搭配的"彩色蒟蒻"。 *搭配五谷杂粮类，补充氨基酸的不足：本书食谱利用黄豆、糙米、荞麦的"三宝饭"；胚芽、小米、薏仁的"胚芽饭"；紫米、野米、红豆煮成的"红豆物语"。
巧妙变化烹调方法	*多选用以蒸、炖、氽烫、凉拌等健康烹调法互相变化：如本书副食凉拌的"双色甜菜"、炒煮的"香椿炒饭"、蒸煮的"菜根香"、氽烫的"石莲山药"。
聪明运用调味酱料	*多运用调味品，烹调出变化的酸甜苦辣咸味料理：如酸辣味"东炎高丽"、酸咸味"梅汁芭乐"、咸味的"味噌芽汤"、甜味的"珊瑚露"。 *选用自制酱料搭配食材：如以本书自制酱料中的墨西哥莎莎酱、凯撒沙拉酱、青酱汁、东炎酱汁、绿茶优格酱等，均可搭配食材，作出不同的变化，如PART4食谱中墨西哥土司、黄瓜棒。
正确搭配中药食材	*选用适合自己的中药材入菜：如寒凉体质选用当归、黄芪、红枣、枸杞等温热中药材；燥热体质选用人参须、薄荷叶、金银花等寒凉中药材。如利用川芎、黑枣的"香苹汤"，可补气温血；选用菊花、茉莉花、金银花的"三花茶"，可清热解毒。 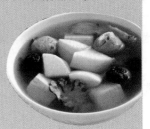

治疗与恢复期的素食饮食

　　治疗期间的药物作用是杀死癌细胞，但同时在伤害肠胃、毛发、皮肤、黏膜处正在分裂的细胞，所以会呈现许多副作用，如口腔溃疡、掉发等，加上癌细胞在体内大量增殖时，会令人失去食欲，影响体重，严重影响抵抗力。

　　因此，治疗期间如何维持体力、补充营养，是抗癌的关键。营养的补充可增加体力，提升治疗耐受力；增加免疫功能，提高抵抗癌细胞的免疫力；维持精神层面的平衡，乐观面对，提升抗癌战斗力。借由营养调适，恢复体力、改善疲倦感、提升睡眠品质，并舒缓肠胃不适症状，有助提升整体的生活品质。

　　接着经由恢复期的饮食调配，可改善化疗期间造成的不适症状，如贫血、血细胞量不足；并多摄取微量元素，如抗氧化物、植化素等，也可预防及延缓癌症的复发。针对癌症治疗期药物引起的伤害及副作用，视病患身体所需及副作用症状，来调整饮食内容，除了参考病友一般素食原则外，更需要加强以下几项原则，可帮助病友更快适应及恢复体力、提升抗癌力。

治疗期的素食饮食

　　除了参考第57页"癌症病友的健康素原则"中的选择清淡、易消化食物；选用无污染的真食材，不使用加工食材；选用健康烹调方法，并用健康油脂烹调外，其他应特别注意的事项说明如下。

● 少量多餐，不限制进食量及时间

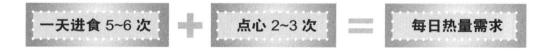

　　以病友进食意愿为优先，采取"能吃尽量吃"为原则，一天内可进食 5 ～ 6次，除三餐之外还可加点心 2 ～ 3 次。也可以用点心或汤品搭配，补充三餐不足，如本书提供的点心如润肺银耳羹、糙米奶冻、补气粥，或汤品类如黄金汤、田园蔬菜汤、山药浓汤、元气汤，都能补充正餐不足的热量，增加体力、提升免疫力。

● 采用高热量高蛋白饮食

因癌症所耗损的组织细胞，必须有足够蛋白质来修补，并提供抗体，增强免疫力；并借由蛋白质维持体重平稳，防止体重下滑过多，导致癌症预后恶病体质。成人病友每千克体重补充 1.5 克蛋白质，热量需求为每千克体重 35 大卡，素食病友蛋白质来源以豆类、奶类、五谷杂粮为主。

● 摄取足够水分，有利于身体的排毒

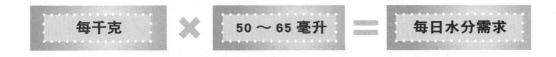

| 每千克 | × | 50 ～ 65 毫升 | ＝ | 每日水分需求 |

每日水分的需求量为每千克乘以 50 ～ 65 毫升的水，例如 50 千克乘以 50 毫升为 2 500 毫升，而身体康复期间的水量则为每千克体重乘以 65 毫升。

一般水分摄取每日至少 2 000 ～ 2 500 毫升水分，包含每日饮用的汤汁及茶饮，可分数次饮用。如分早上、中午、下午三时段喝水，每个时段可再分 3 ～ 4 次，每次饮用量 180 ～ 200 毫升；尤其是在用餐前 1 小时更需喝水，因为空腹喝水可刺激胃液分泌，增加肠道蠕动，有助提升食欲。

喝水时不建议饮用过度冰冷的水，因为容易造成消化功能障碍，导致营养吸收不良，体内血液循环不顺畅。因此，建议饮用接近体温的温水（40 ～ 45℃），才可促进新陈代谢，帮助排毒。

● 进食前后轻度的走动及按摩

进食前或饭后半小时有适度活动，可增进食欲、帮助消化，例如，可以在室内走动或多做腹部按摩，以增加肠道蠕动及减轻腹胀不适。

● 治疗期不适合生食，注意食品安全

治疗期间因白细胞数值容易下降、免疫力降低，因此，要特别注意食物清洁卫生及餐具的安全性。例如，水果，宜选择有外皮保护的柑橘类、瓜果类、水梨、香蕉等，较为安全。

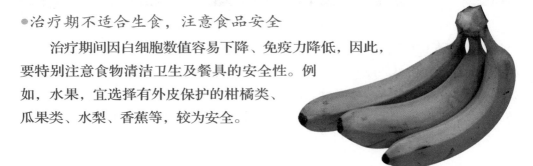

◎选用有外皮保护的水果，较为安全。

●无法食用一般食物时，考虑以流质食物代替

治疗期间，病友容易有口破等现象，不易咀嚼食物，可利用汤品、清粥或奶类等流质食物，如本书食谱的山药浓汤、补气粥或杏仁奶、香蕉奶昔，帮助热量补充及营养素摄取，提供身体需求。

●保持愉悦的用餐情绪，及家人陪伴进食

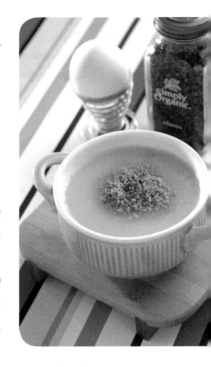

进餐时宜注意保持心情愉悦，并安排安静舒适的环境，不要勉强进食，以免影响食物消化吸收。心情好坏会影响食欲与进食量，以及消化液分泌如唾液、胃液。因此，舒适的进食环境，不只能稳定病友情绪，更利于肠胃道的消化吸收。

此外，家人的陪伴或亲自为病友烹调食物，也可提升病友进食意愿。家属对癌症病友的支持、鼓励，可提升抗癌的意志力，当病友感受到家人的温暖及期待时，会更有意愿去接受治疗，并更努力地补充营养，帮助恢复病体。

●可适时摄取营养补充品

癌症病友常食欲不振，没胃口，这时可由医师或营养师评估病友身体状况，选择合适的营养补充品。市面上有许多种营养补充品，可依病友营养需求，如热量、蛋白质的补充，以维持体重，提升抵抗能力。

●改变错误饮食观念，不听信偏方

每位病友生病后，常会茫然接受各方的饮食资讯，包含许多偏方及抗癌食品，却容易错过宝贵的黄金治疗期，并加重身体负担，增加更多毒素囤积体内。许多来路不明的偏方成分，极可能影响化疗药物作用，影响治疗效果。因此，不要食用来源不明及不了解的药品及食品。

另外，有许多错误的饮食观念，也会影响病友进食，如不可以吃太营养的食物，担心肿瘤变大，结果反而造成营养不良；而只吃某些特定食物，造成饮食不均衡，营养素缺乏；错误的生食观念，增加化疗期间感染的机会，尤其是白细胞下降、免疫力最弱时，更应该避免感染源；或采用断食法，想用不吃饿死肿瘤细胞，反而让病情更为恶化。

最有利于病友抗癌及身体复原，莫过于"自然的食物"，包含身体所需的各种营养素及抗癌的植化素，只要病友选用自然健康素食食材，配合适切的治疗，并保持愉快心情，正面积极思考，就有益于改善病情。

健康小叮咛

白细胞低下时如何补充营养？

素食来源中的营养素如蛋白质、维生素 B_6、叶酸（B_9）、维生素 C 及矿物质锌、铁等，都与造血系统有关，能帮助制造白细胞，帮助白细胞生长，并提升免疫功能。

另外，配合有益补血的中药材食补，更能促进白细胞增生及增强免疫功能，如人参、粉光参、当归、枸杞、红枣、黑枣、熟地等药材，可参照本书中药材运用食谱的"四君子免疫粥"、"香苹汤"、"珊瑚露"、"补气粥"，都能有助于白细胞增生，提升抗癌及免疫力。

选对素食来源改善白细胞低下

营养素	功用	食物来源	本书应用食谱
蛋白质 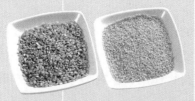	提供白细胞及抗体组成的养分，及建构免疫系统的功能。	豆类（大豆、黑豆）；蔬菜类（芽菜）；坚果类（腰果、核桃）；五谷类（糙米、小米）；种子类（芝麻、葵瓜子）；豆制品（豆腐、豆浆、味噌）；菇类等。	★PART4 主食篇中"三宝饭"，运用黄豆、糙米、荞麦的蛋白质，合成抗体，增强免疫力。 ★主食篇的"四君子免疫粥"，运用四君子药材、糙米、粳米、白葱根头熬粥，增强体力及免疫力。
维生素 B_6	有助形成血红蛋白及抗体，维持免疫系统功能。	小麦麸、麦芽、黄豆、卷心菜、燕麦、玉米、花生、核桃等。	★主食篇的"红豆物语"，有补血的紫米、野米，搭配糯米、长米，可补血补气、增强体力。

叶酸 （**维生素 B$_9$**）	帮助体内合成蛋白质，是 DNA 及 RNA 必要物质，帮助红细胞及白细胞快速增生及代谢，也有助于造血及提升白细胞数目。	绿色蔬菜（莴苣、菠菜、芦笋、花椰菜等）；甜菜根；蘑菇；豆类及豆制品；核桃、杏仁；草莓、樱桃、柠檬、葡萄、猕猴桃等。	★副食篇中"双色甜菜"，以甜菜根为主腌渍的小菜，可滋补气血，帮助提升白细胞数量。 ★副食篇的"翠绿双菇"，运用美白菇、鸿禧菇中的蛋白质；青江菜中的叶酸，提升白细胞数目。
维生素 C	促进淋巴母细胞的生成，提高免疫功能，特别是加强免疫系统进而消灭外来细胞。	青江菜、韭菜、菠菜、青椒等绿色蔬菜中含量丰富；而柑橘、猕猴桃及苜蓿芽等食物，也有丰富维生素 C。	
锌	锌能促进免疫功能，活化免疫系统胸腺激素，增加细胞活性，维持 T 细胞正常功能。 当锌不足时，会造成免疫系统功能衰退，如 T 淋巴球量减少，白细胞数量及活力减少。	花生、大豆、芝麻、小麦胚芽、酵母粉等植物性蛋白质食物。	
铁	促进形成白细胞，提升带氧量，恢复体力，并提升免疫系统的抗癌力，增加 T 淋巴球的激素分泌。	豆类、核桃、葡萄干、紫菜、海带、黑芝麻、龙眼肉、桑葚、莲藕粉、黑木耳等。	

恢复期的素食饮食

经过急性治疗期便进入痊愈恢复期，病友的病情虽然渐趋稳定，仍不可掉以轻心，必须将饮食调养视为一件大事，因为身体复原及后续长期抗癌，都需要足够营养素，借此改变酸性致病体质，排除体内毒素及摄取有益的抗癌食物，使癌细胞无法在体内继续扩散，甚至将它消灭。也要配合适度的运动，保持愉快喜悦的心、感恩的心，才能提升体内免疫力。

癌症的治疗其实就像高血压、糖尿病等慢性疾病，在病友体内长期共存，必须长期追踪，面对它、接受它、处理它、放下它，与它和平相处，也希望它能转为正常细胞，不再危害我们的健康。

恢复期的素食饮食，要特别注意增加身体的抗癌力，及加强体内有毒物排出，减少癌症复发机会。除要遵守癌症病友健康素原则，如三低二高的饮食；多吃抗癌食物；避免食用有害的致癌物质；选用当地当令的自然食材外，其他应特别注意的事项说明如下。

●逐渐回复至正常的热量及蛋白质需求量

因为治疗期的热量需求高，及为了修补受损组织细胞，所以蛋白质与脂肪需求相对的也较高，但恢复期的热量应回归正常，要降低蛋白质和脂肪摄取，提高碳水化合物，调整比例为蛋白质：脂肪：碳水化合物为 15 ：25 ：60。而恢复期的热量计算，可依据身高体重及个人活动量评估，如每千克体重热量需求为 25 ～ 30 卡。

在蛋白质摄取可以植物性蛋白质为主，采取互补的方式补充氨基酸的不足，如谷类加豆类，可参考第28页"如何有效补充植物性蛋白质和 B 族维生素？"。

●适量的水分有助于代谢体内毒物

多注意排尿是否顺畅，以及每天排便次数平均 1 ～ 3 次；饮用干净及过滤过的水，才能有益身体代谢吸收；饮用排毒的中药材茶饮，如本书茶饮食谱的牛蒡茶及山楂洛神茶等。

●不吃精制加工食材，多吃原始好食物

不吃如白米、白糖、白盐、白面粉等精制食物，减少加工调味品及食品，改吃粗糙原始风味的真食物，如糙米、矿盐、全麦面粉，减少有害物质囤积体内。

●每天选择 30 ～ 35 种食材，调整各类食物分配

食物种类	食物比例
五谷杂粮	*以热食为主，比例可占 50%。 *包含糙米、胚芽米、坚果类；及具有淀粉质的根茎类，如地瓜、山药、芋头、莲藕；全谷类食品如麦麸等，含有极高纤维质，有利于排出肠道毒物。
蔬菜类	*以有机食材为主，比例可占 20% ～ 25%。 *可采部分生食，选用芽菜及绿嫩叶最适宜，如深绿色及黄绿色叶菜；根茎类；花菜类；瓜果类；菇类如香菇、金针菇；芽菜类如豆芽、萝卜缨；芽笋类如芦笋、金针花、茭白笋。
水果类	*可用打成汁不去渣的方式生食，占 5% ～ 10%。 *多选择低糖指数水果，如柑橘类、瓜果、草莓、蓝莓、苹果、梅子、李子及榴莲等。
豆奶蛋类、海藻类	*豆类、海藻各半，共占 20%。 *豆类如黄豆、四季豆、扁豆、毛豆，必须熟食；藻类如海带、紫菜，可生食或熟食；蛋类需熟食。
每天饮食份量表（参考卫生署制定之饮食建议量）	*这段期间仍须加强蔬菜份量及减少脂肪摄取量。 *五谷杂粮根茎类 2 ～ 3 碗（6 ～ 11 份；1 碗等于 4 份）；豆类 1 又 1/2 碗（3 份）；水果类 1 碗（2 份）；蔬菜类 1 又 1/2 ～ 2 又 1/2 碗（3 ～ 5 份）；奶类 1 ～ 2 杯；油脂类 2 ～ 3 匙，若以坚果类代替，则为每天 1 大匙。

●做好食物管理，维持食物新鲜度

　　依食物类别分类储存，食物冷藏务必采先进先出原则，较早存放的食物先食用，以防过久失去新鲜口味。冰箱外可贴标签，标示食物储存、种类、数量及放入日期，可作为取用参考及购买参考。

　　蔬果类宜冰在冰箱冷藏室，且勿一次购买太多，以 1 ～ 2 天为限；香菇、金针等干货类及五谷根茎类须放于冷藏室；中药材必须放入冷冻库，防止产生黄曲霉素。

●逐渐增加生食比例及餐数，提升抗癌力

　　视身体接受度调整，由早餐开始食用生食，再逐渐增加中餐、晚餐食用；以一道菜为生食，另外一道熟食为辅，采渐进式改变增加。

　　生食新鲜蔬果，可摄取维生素C、纤维质、大量酵素等，维生素C可防止致癌物的形成；纤维质在肠道内有助排除毒素，减少致癌物；补充食物中的酵素减少体内酵素消耗及帮助消化食物。

　　人体内的酵素是随着年龄增长而逐渐减少，而食物经过烹调加工后，48℃以上酵素就被破坏，蛋白质也会凝固，变得较难吸收，维生素也会流失。所以，生食富含酵素的碱性食物如新鲜蔬果、发芽种子、坚果、谷物及海藻类等，可改变体质转变为癌细胞不易生存的环境，有益于身体复原。

●依食物消化时间决定用餐顺序

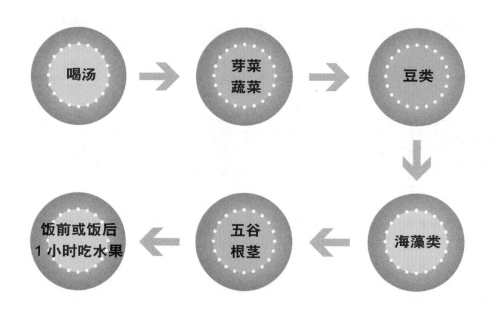

　　每种食物消化时间不同，如五谷根茎类4～6小时、蛋白质3～4小时、蔬菜1～2小时、豆类1～2小时、芽菜类50～60分钟、水果30～60分钟。根据食物的消化时间，决定用餐的种类顺序，不但可减少肠胃的负担，还可以促进营养的吸收。

　　用餐前先喝汤可暖胃，增加饱足感控制食量，因为恢复期的病友需要的营养及热量，已和一般人相同，过多的热量摄取反而会加重身体的负担；而水果于饭前或饭后1小时食用为佳，因为水果在胃里面容易发酵发酸。

　　每餐只吃七分饱，每口食物宜咀嚼30次，细嚼慢咽增加唾液分泌，有助于消化及杀菌解毒；且人体处于紧张焦虑不安时，咀嚼有助于安抚缓和情绪。

●三餐饮食早餐宜早、中餐宜饱、晚餐宜少

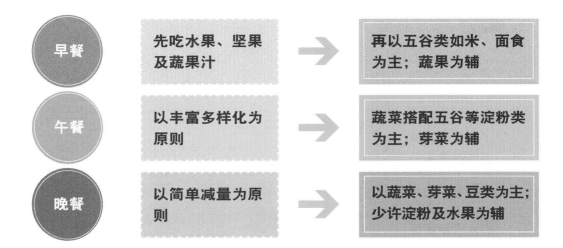

早餐	先吃水果、坚果及蔬果汁	→	再以五谷类如米、面食为主；蔬果为辅
午餐	以丰富多样化为原则	→	蔬菜搭配五谷等淀粉类为主；芽菜为辅
晚餐	以简单减量为原则	→	以蔬菜、芽菜、豆类为主；少许淀粉及水果为辅

　　三餐饮食调配原则为早餐宜早、中餐宜饱、晚餐宜少，且尽量在家自己烹调。

　　早餐以滋养、量足、易消化为原则，可先吃水果、坚果或蔬果汁，随后再改为以米、面食为主，蔬果为辅。人体在下午时段消化吸收最好，所以，午餐要吃饱，并以丰富多样化为原则，以蔬菜搭配五谷、全麦面包等淀粉类为主，芽菜为辅。晚餐则以简单减量为原则，因为晚上肠胃必须休息，不宜多吃，增加肠胃负担，可以蔬菜、芽菜、蛋白质为主，搭配少许淀粉类及水果为辅。

　　每餐主食以全谷及豆类为主，副食搭配一道生菜、一道熟食，可多选用海产植物如海带、紫菜、海带芽等。若要外食则要选择健康素食食材，并以五谷类为主，搭配豆、蛋、蔬菜为副食，再选择海藻、坚果类，才会获取均衡营养。

●配合适度的运动及乐观的生活态度

　　健走（快走）是病友极佳的运动方式，每周快走 5 次，每次 30 分钟，可降低结肠癌、乳腺癌几率，有助于体内代谢毒素及维持正常的体重，同时可促进脑内啡（Endorphin）分泌，产生愉悦感及减少焦虑，帮助恢复期病友身体复原。

　　而积极正面思想如观想（Visnalization），能使人更清醒、灵活，更有能力去改变，达到想要的结果。观想有两种，一种是引导式观想，能帮助将意识中的意象引导至潜意识及感官中，另一种是接收式观想，能帮助想起被遗忘或忽略的资讯。

　　进行引导式观想时，可闭上眼睛，找个舒服的姿势，运用"视、听、触、嗅、味"两种以上感官，例如，观想主题为"活得健康、快乐"，可以想象自己身上癌细胞已完全消失，可以随心所欲享受每一天的生活。完成观想动作时，就会觉得未来充满希望及力量。而进行接受式观想时，可以反问自己："我该做哪些事，未来才能更健康？"可能帮助病友获得周遭生活可得到的资讯，并利用它们来完成愿望。

健康小叮咛

如何选择安全的营养补充品？

了解自己的体质及营养需求	*使用营养补充品前，可请教医师或营养师，避免不适合自己需求或不必要的副作用。 *需了解健康食品不是万灵丹，只可作为辅助性营养补充剂，但在饮食上仍需注意摄取的营养素，而非单纯依赖营养补品。
慎重选择诚实的商家	*在可靠的地点如健保特约药局、连锁药局等，购买营养补充品会较有保障。 *若对产品有疑虑时，可向有关机构提出相关查询。
仔细查看产品包装标示	***重品牌**：选择有信誉的品牌，再比较价格及功效。 ***挑包装**：若是瓶装方式，宜选暗色瓶身的产品包装；若为粉装产品，宜选小包装，防潮效果较佳。 ***看说明**：注意外盒上的产品成分、营养素含量、产品功能、每次使用量及使用方法等说明标示，是否清楚。 ***可咨询**：最好选择有售后服务，及提供咨询电话的厂商，较有保障。 ***不贪心**：不可因为促销或价格优惠，而一次购买过多的营养补充品，以免食用太久、保存不当，造成产品变质或受潮。
了解正确的食用方法	*初次服用营养补充品，需依标示说明采渐进式服用，由少量开始，再增加用量，以防身体不适。 *配合温开水服用，尽量避免和茶、咖啡、酒、果汁一起服用。 *若期间有服用中西药的习惯，需间隔2小时后再服用营养补充品。
观察服用后是否有副作用	*营养补充品是食品而非药物，因此，不会产生类似药物的副作用，但有些营养补充剂若过量食用，便可能引发不适症状，若出现不适，便应停止服用并咨询营养师或护理师。
服用禁忌	*晚上6点后，不建议服用B族维生素，以免影响夜间睡眠。 *服用铁剂时，不可与茶一同服用，且应尽量少喝茶及咖啡，以免影响药效。

Note

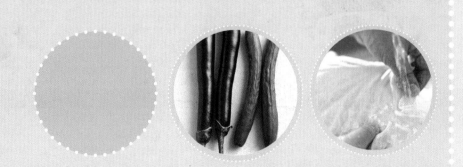

Part 3

健康厨房的食材准备

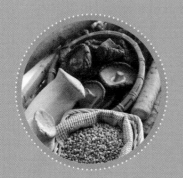
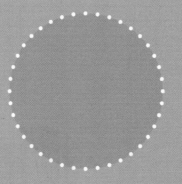
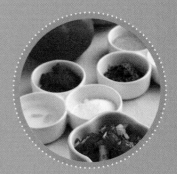

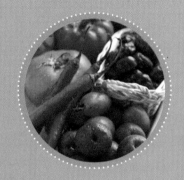

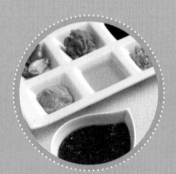

　　癌症病友改变错误的饮食，学习正确的饮食习惯，是治疗期与恢复期中非常重要的课题。

　　因此，本章节提出素食者最佳来源的七色植化素，由各色天然蔬果中获取最强的抗癌功效。以及正确选择病后调养的中草药材，以缓解治疗期的不适症状，认识自己的体质属性，选对适合的药膳茶饮，达到增加免疫的功效，对抗癌症的复发。

　　另介绍数种有利于病友抗癌的市售调味品及酱汁 DIY，以天然健康的食材及油脂作出可口的酱料，尽量不使用人工添加的酱料，不增加身体负担，并能改善病友食欲，增加食肴的多变及营养，帮助身体能更快的恢复健康。

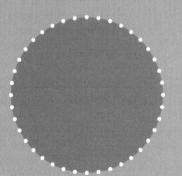
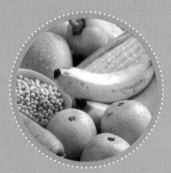

认识 7 色抗癌植物生化素

　　植化素存在于天然植物中，属于天然食物色素，科学研究发现植化素能有效对抗紫外线与自由基的破坏，协助植物体免受日照、昆虫咬伤、细菌感染及化学药品的伤害；相同地，植化素也能协助人体对抗外来的侵袭，并降低罹病的伤害。

　　1980 年开始有许多研究指出，天然植物具有防治疾病、抵抗癌症的功效，尤其黄、红、绿色蔬菜及水果、葱蒜类、豆类、全谷类、海藻类、坚果类等植物性食物，能降低多种癌症的发生，目前已有 4 000 多种植化素被发现。

　　日本研究学者更将植化素分为红、黄、白、绿、紫、黑、褐等七种颜色，其内含香味、涩味部分等微量营养素，隐藏强大细胞活化力，与多种特有营养素相乘后，能发挥更大力量，只要平均摄取七色食物，即能摄取到所有营养素。

植化素的惊人抗癌力量

功效	食物来源
提升免疫力	如菇类、薏仁、黄芪等因富含多糖体，可增加自然杀手细胞及 T 细胞数目，产生抗体，抑制癌细胞成长。
诱导细胞良性分化	大豆、大蒜、番茄等能使癌细胞由恶性转为良性，不再分裂成长。
抑制血管新生功能	大蒜、大豆、儿茶素能停止供应癌细胞成长的血流营养，不再生长而且避免癌症转移。
促进癌细胞死亡	人参、茄红素、茶叶中的儿茶素、大豆促进癌细胞死亡，控制其生长。
良好的抗氧化功能	茄红素、大蒜、葡萄、儿茶素、坚果，以及深绿色、橙色、黄色蔬菜具有良好抗氧化功能，能降低有害自由基对细胞的伤害。
抑制癌细胞的传递信息，延缓分裂成长	大豆、大蒜、蔬果可延后癌化过程，并抑制癌细胞分裂成长。
具有植物性雌激素的拮抗作用	豆类、蔬果、芽菜类、坚果类能抑制与荷尔蒙相关的癌细胞成长。

吃对 7 色植化素

植化素让植物具有特殊的颜色及味道，除了红、白、黄、绿、黑、紫、褐七种颜色外，每个植物所含植化素不同，其生理功能也不一样。人体有 60 万兆个细胞，每天需要摄取 35 ~ 45 种不同食材，进行身体新陈代谢，注意挑选颜色愈深的蔬果，抗癌、抗氧化功效更大。

但一天当中要同时摄取到 7 色食材并不容易，可安排 3 ~ 4 天分餐摄食，选材时尽量挑不同及多样的食材，如五谷、葱蒜、十字花科、豆类、坚果、海藻、蔬果，每样色彩食物平均摄取。

烹调时可以数种颜色混合搭配，如最简单的"三色原则"：红绿白或红绿黄，借以弥补单色食物的不足，也可选用 7 色食材作一道彩虹大餐，享受健康美食。每天 5 蔬果，以 3 份蔬菜、2 份水果搭配基本量，或以蔬果 579 来说，即是男性 9 蔬果、女性 7 蔬果、儿童 5 蔬果。

● 7 色抗癌植化素的食物来源

颜色	植化素成分	食物来源	代表食物的抗癌作用
红色	β - 胡萝卜素、酚酸类、有机硫化物、类黄酮等。	蔓越莓、草莓、红椒、番茄、苹果、西瓜等。	* **番茄**中的茄红素、β - 胡萝卜素，为强力的抗氧化剂，能预防前列腺癌、肺癌。 * **苹果**中的槲皮素、类黄酮、苹果酸、柠檬酸等，皆为超级抗氧化物。 * **红椒**中的茄红素、维生素 C、β - 胡萝卜素等，可修复 DNA 破损，防止自由基破坏。 * **蔓越莓**具花青素、槲皮素等，可抗氧化、抗发炎。 * **草莓**中的鞣酸，可排除致癌物，具解毒功能。 * **西瓜**的茄红素及 β - 胡萝卜素，具强效抗氧化作用，排除自由基，预防大肠癌、乳腺癌、膀胱癌、前列腺癌等。

| 绿色 | 类黄酮、β－胡萝卜素、酚酸类、有机硫化物、柠檬苦素、皂苷等。 | 十字花科、伞形花科、小米、茶叶、毛豆、苦瓜、菠菜、卷心菜等。
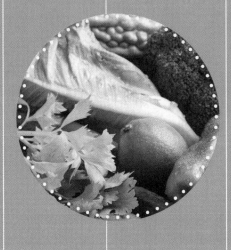 | *西兰花又称为防癌战士，其中的萝卜硫素、吲哚、槲皮素等成分，可排除致癌物、预防大肠癌、降低乳腺癌、子宫内膜癌等女性癌症。
*菠菜中β－胡萝卜素、叶黄素等皆为抗氧化剂，可降低大肠癌的发生率。
*卷心菜的萝卜硫素、吲哚、膳食纤维，可将致癌物无毒化，并将毒素排出体外。
*大白菜中的异硫氢酸盐、异硫氰酸苯乙脂，可活化解毒酵素，消灭致癌物。
*酪梨又称为穷人的奶油，具β－麦胚固醇、β－胡萝卜素，可抑制前列腺肿瘤生长、降胆固醇及抗氧化。
*绿茶中的儿茶素，抗氧化能力是维生素C、维生素E的25～100倍，有效消除自由基，活化解毒酵素。 |
| 白色 | 类黄酮、酚酸类、有机硫化物、苦瓜苷、薯芋皂等。 | 十字花科、葱、蒜、白萝卜、竹笋、山药等。
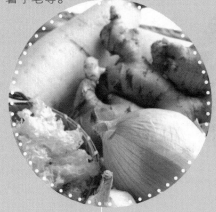 | *白萝卜的异硫氰酸盐，可加强排毒，诱发肿瘤凋零。
*洋葱中的槲皮素、山萘酚，为超级抗氧化物，两者有协同作用，可加强抗癌功效。
*大蒜中的蒜素，可预防细胞癌化，促进神经细胞活性。
*竹笋中的植物固醇、纤维质、木质素，有助排除肠道毒素及致癌物。
*山药的薯芋皂、过氧化氢酶，可抑制肿瘤生长，消除自由基。
*菜花的吲哚、槲皮素、萝卜硫素及异硫氰酸盐，为超级抗氧化物，可降低乳腺癌、子宫内膜癌、胃癌、肠癌、前列腺癌罹患率。
*白苦瓜中的苦瓜苷，可抑制癌细胞生长，增强免疫力。 |

| 黄色 | β－胡萝卜素、柠檬黄素、叶黄素、异黄酮等。 | 豆类、根茎类、柑橘水果、南瓜、地瓜、胡萝卜、葡萄柚、黄豆等。 | 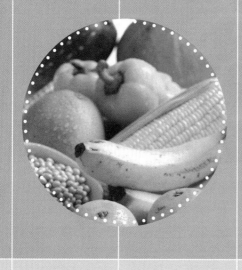 | *南瓜中的 α－胡萝卜素、β－胡萝卜素、叶黄素、山柰酚、谷胱甘肽，皆为抗氧化物，可预防肺癌、前列腺癌。

*地瓜的 β－胡萝卜素是蔬菜中最高含量，可修复细胞；而丰富的纤维质，可清除肠道毒物，减少致癌物刺激。

*胡萝卜的 β－胡萝卜素，可降低乳腺癌、膀胱癌、大肠癌发生率。

*葡萄柚中的柠檬黄素、柚素，可抑制过多雌激素合成，预防乳腺癌。

*柳丁中的柠檬黄素，可活化排毒酵素；β－隐黄素可降低肺癌发生率。

*黄豆的异黄酮、蛋白酶抑制剂，可抑制促进癌细胞增殖的酵素，预防乳腺癌、前列腺癌。 |
| 紫色 | 类黄酮、花青素、有机硫化物、白黎芦醇、没食子酸等。 | 莓果类、茄子、葡萄、紫甘蓝、紫菜等。 | 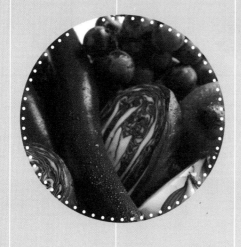 | *茄子中的果胶、皂素可降胆固醇；花青素可强化血管，防止破裂。

*蓝莓又称为抗氧化发电机，其中的花青素可消除自由基；前花青素、鞣花酸，可抑制肿瘤细胞分化，使癌细胞凋零。

*紫葡萄的白黎芦醇，可抗氧化、抑制血小板凝集；没食子酸可抑制肿瘤细胞形成、诱导癌细胞死亡，可预防肺癌、乳腺癌、肝癌、前列腺癌。

*紫菜原为青色或红色经阳光照射为紫色，其中的维生素 B_{12}、铁质，为造血元素，预防贫血；叶绿素可抗氧化及抗癌。

*紫甘蓝生食最佳，其中的前花青素，可改善视力、降血压；异硫氰酸盐、吲哚，可活化解毒酵素，抑制肺癌、胃癌、肠癌。

*紫洋葱的蒜素，可预防血栓；异硫氰酸盐可活化解毒酵素。 |

褐色	膳食纤维、异黄酮、多糖体。	五谷杂粮、根茎类、菇类、坚果类等。	*牛蒡中的木质素，帮助肠道排除毒素；绿原酸可清除自由基，预防癌症。 *全麦面粉中的类黄酮、植酸，可防止细胞病变。 *荞麦中的水溶性配糖体，可强化维生素C机能；硒可将自由基转为无毒化。 *菇类的β-葡聚糖，可提升免疫力，增强对细菌抵抗力。
	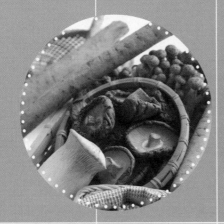		
黑色	β-胡萝卜素、海藻酸、多糖体、类黄酮、膳食纤维。	海藻、豆类、黑木耳等。	*昆布（或海带）中的海藻酸，具抗癌功效；U黏溶性多糖聚合体，破坏癌细胞基因，促使癌细胞自我消灭。 *海带芽因为纤维素易被热破坏，较适合凉拌，U黏溶性多糖聚合体，抑制癌症发生，预防大肠癌。 *黑芝麻的抗氧化能力大于白芝麻，其中的前花青素能提升免疫力，预防癌症；芝麻酚可抑制胆固醇形成，防止动脉硬化及抗癌。 *黑豆的黑色素，可抗氧化、降血糖；花青素则能对抗自由基，降低癌症形成。
	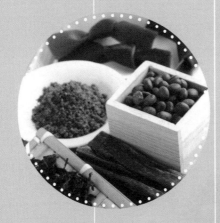		

特别说明

***自由基**：指自由行走于人体内的不稳定电子，夺取细胞内DNA的电子，平衡自己的电子，使人体内DNA异常，引发细胞突变。自由基的杀伤力强，会改变细胞膜细胞及组织，引发连续性过氧化反应，使身体产生退化性疾病及癌症。

***抗氧化物**：是指抵抗氧化作用的物质，能在生物体内负责平衡因氧化作用产生的自由基，使其失去破坏力。因为抗氧化物的抗氧化作用，能抑制癌细胞的活性，修护氧化受损细胞，保护DNA不受致癌物的侵袭，中和肠道致癌酵素，且活化酵素，增强肝脏解毒功能，可预防乳腺癌、子宫颈癌、肺癌、大肠癌。

15 种辅助抗癌饮食的中药材

一般癌症所做的化疗及放射治疗，目的是杀死癌细胞，但同时也会造成免疫功能降低；而对各种癌症病友来说，提升自体免疫是相当重要，他们需要增强白细胞来吞噬癌细胞，及提升细胞的活性来对抗癌细胞。为了有效协助化疗及放射治疗控制癌症，首要就是增强病友的免疫能力。

免疫功能即是中医所重视的"正气"，在两千多年前的《内经》记载着："正气存内邪不可干"。由此可知，中医的治疗原则不只是消灭细菌、病毒及癌细胞，更重要的是强调扶正固本，增加人体的抗病能力。而中医就是利用中药材加强自体免疫力，达到控制肿瘤的目的。中药材能提高体内超氧化物歧化酶（Superoxide dismutase, SOD）的活性，清除自由基对人体的损伤。

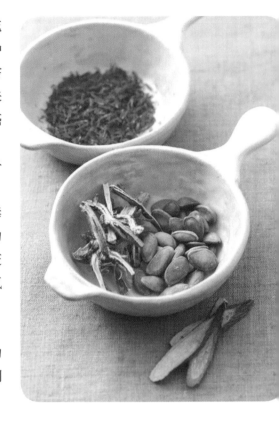

在使用中药材之前，最重要的就是了解自身的体质，依照体质选择自己的中药材，才能真正达到增强免疫、强身等作用。

简单认识体质

中医所说的体质，与现代医学所说的"基因"有关。每个人的基因加上环境影响，在生长发育或衰老过程中，身体结构机能及代谢的反应就会有所不同。而体质往往决定身体与生理反应，如吹到寒风，体质偏虚者可能有头晕、打喷嚏反应；而有些人可能就无特别的反应。

可以利用下页表格，了解各体质的表现症状，简单认识自己可能的体质。除了寒热体质分类、虚实体质分类外，还有燥湿体质分类。燥性体质容易皮肤干燥、干咳无痰、口渴、便秘等情况；湿性体质容易因体内水分过多，身体水肿、多痰、腹泻、肠鸣、血压高等症状。

但体质的辨证及适用何种中药材，仍必须经由专业的中医师确认，才能避免愈补愈不利健康，特别是癌症病友，使用中药材时一定要小心谨慎。

认识体质

中性体质	□气色良好 □注意力集中 □尿色浅黄 □月经正常色鲜红 □精神佳，不会烦躁不安	□喝水正常 □脉搏正常 □尿量正常 □舌苔少，语调及速度中等	□无口臭也不易干燥 □四肢湿暖 □排便正常
热性体质	□脸色红润 □全身发热不安 □呼吸气粗 □尿液色黄 □月经量多色暗红	□喜欢冷饮，爱喝水 □情绪躁动 □脉搏快又强 □尿量多 □容易口干舌燥，有口臭	□嗓门大 □注意力不集中 □四肢热 □易便秘
寒性体质	□脸色苍白 □易疲劳及头晕 □脉搏细弱无力 □尿量少 □不爱说话，说话有气无力 □不易口渴，口中无特殊气味	□喜欢热饮，不爱喝水 □记忆减退 □手脚冰冷 □软便易腹泻	□精神不佳，无力 □呼吸气短 □尿色淡黄白 □月经量正常色淡
实性体质	□身体肌肉结实 □容易便秘 □呼吸气粗抵抗力佳，抗癌力足	□心情烦躁 □说话洪亮大声	□脸色红润，少出汗 □尿液色黄
虚性体质	□言语无力，体力虚弱 □脸色苍白，多汗 □说话声音小 □呼吸气短	□心情委靡 □容易下痢 □尿液色淡且白 □抵抗力弱，免疫差	

虚性体质又分为 4 类：

*气虚体质易疲倦、全身无力、脸色苍白、多汗、气短。

*阳虚体质易疲倦、全身无力、脸色苍白、多汗、气短、怕冷、手脚冰冷、易腹泻。

*血虚体质容易月经失调、经期过长、长期营养不良、脸色苍白、多汗、易头晕眼花、心悸、健忘、失眠多梦。

*阴虚体质两颊容易发红、身体发热、盗汗、口干。

　　因为癌症病友在治疗期及恢复期的体质会有所改变，需依状况选用适合的饮品及药膳。例如，化疗或放射线治疗的病友，因治疗期副作用的影响，体质较倾向虚热型、燥热型，常会有容易疲倦、食欲不振、嘴破、口腔溃疡等不适症状，宜选用清热退火、健脾开胃、补中益气、补养气血的药材来调整体质，提升免疫力，如PART4的茶饮食谱"三花茶"、"山楂洛神茶"、"参甘茶"。

　　另外，恢复期体质较倾向于血虚、气虚型，宜选用补血、补气药材，如PART4主食篇"四君子免疫粥"；点心"珊瑚露"、"补气粥"；汤品"香苹汤"。

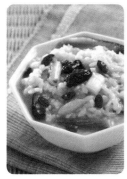
◎四君子免疫粥

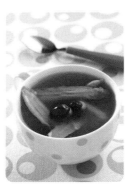
◎珊瑚露

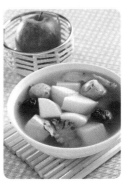
◎香苹汤

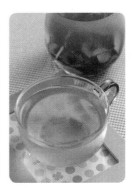
◎参甘茶

健康小叮咛

改善治疗期症状的中药材

中药材效果	适用中药材	适用症状
补养气血	黄芪、当归、党参、西洋参、红枣、白术、枸杞、五味子。	可治疗气血不足及提升白细胞数目。
健脾和胃	白术、党参、茯苓、陈皮、薏仁、生姜、山药。	可治疗化疗后的食欲不振、恶心、呕吐症状。
滋补脾肾	枸杞、生地、银耳、红枣、川芎。	可缓解全身倦怠、补充体力及提升白细胞数目。
清热解毒	麦冬、金银花、菊花、蒲公英、薄荷。	可减缓口腔溃疡、口干舌燥、嘴破等不适症状。

西洋参（粉光参）

含有多糖体，能抑制肿瘤生长及调节免疫活性细胞，增强免疫功能；另外，可抗脂质过氧化，抗缺氧，抗疲劳等作用；还含人参皂苷约 17 种，可增强自然杀手细胞活性，也适用于病愈后身体的调养。

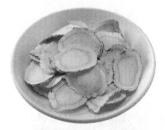

性　味	味甘微苦、性凉。
食用部分	五加科多年生草本植物，西洋参的根。
一般功效	益肺阴、清虚火、生津止渴、提神、健脾开胃。

党　参

含十多种氨基酸及微量元素如钾、钙、钠、镁、铁，皆能提升免疫力；另含有皂苷、生物碱、党参碱，能提高淋巴细胞的免疫功能。党参的功效与人参接近，但药力较弱，若要用来取代人参时，用量需提高。

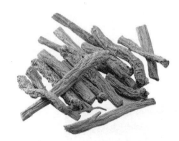

性　味	味甘、性平。
食用部分	桔梗科多年生草本植物，党参的根。
一般功效	能补中益气，治脾虚胃弱、生津养血、提神益智、缓解疲劳及加强新陈代谢等功效。

人　参　须

目前发现至少含有 34 种皂苷，具有抗 DNA 损伤及突变，能防止细胞癌化，且能提高淋巴细胞的防御功能，消灭体内异物。

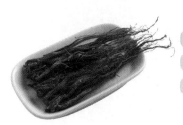

性　味	味甘微苦、性微凉。
食用部分	五加科植物，人参的须根。
一般功效	大补元气、补脾益肺、生津止渴及安神增智。

黄　芪

所含的黄芪多糖，可加强免疫作用、增强身体的耐力；抗癌的硒元素，能增强白细胞的吞噬功能，及降低化疗产生的副作用。

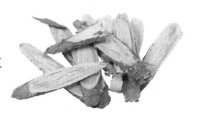

性　　味	味甘、性微温。
食用部分	蝶形花科植物，黄芪干燥的根。
一般功效	补气止汗、补气血、护肝、消肿，改善气虚及血虚。

当　归

具有广泛的免疫促进作用，其中的当归多糖体及阿魏酸（Ferulic acid）两种成分，能刺激白细胞功能，可调节免疫及恢复作用，并能促进淋巴细胞转化，对抗外来病毒及细菌，有助健康。另外，对于妇科肿瘤治疗最适宜，如子宫颈癌、子宫内膜癌的中晚期血虚消瘦，及化疗、放射治疗后正气虚弱者，可以增强体力抗癌。

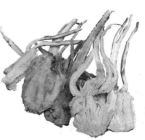

性　　味	味辛、性温。
食用部分	伞形科植物，当归的根。
一般功效	补血补气、调经止痛、润肠通便、抗炎抗菌、防老抗老、提高免疫力等功效。

川　芎

所含川芎嗪、阿魏酸及多糖等成分，能增强免疫功能、提升 $\gamma-$球蛋白及 T 淋巴球细胞的功能，并增强巨噬细胞的能力，有利于消除病原，杀死肿瘤细胞。

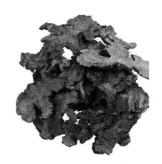

性　　味	味辛、性温。
食用部分	伞形科植物，川芎的根茎。
一般功效	活血行气、祛风止痛。

芍　药（白芍）

具有抗炎、抗病毒、抗氧化作用，及调节免疫、护肝、保健肠胃道等功能。制作成芍药甘草汤（芍药二钱及甘草一钱，加上热开水300～400毫升，泡15～20分钟），可缓解癌症引发的胃肠痉挛不适及疼痛，帮助解痉、镇静、止痛、保肝等功效，尤其是改善癌症末期所引发的肠胃不适效果更佳。

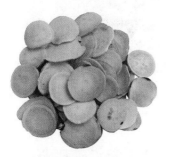

性　　味	味苦带酸、性微寒。
食用部分	毛茛科植物，芍药的根。
一般功效	养血保肝、缓解胃痛、改善月经不调、痛经等妇科病。

玉　竹

含有多糖体、皂苷、维生素等成分，可缓解化疗所造成的口腔溃疡及口干舌燥、口臭等不适症状；其中多糖体能活化免疫细胞，进而提升免疫功能，并具有抗氧化能力。

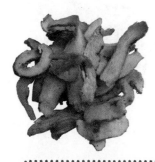

性　　味	味甘、性平。
食用部分	百合科植物，玉竹的根茎。
一般功效	养阴润肺、生津止渴、强心利尿。

麦　冬

含有皂苷类、异黄酮类、多糖体及钙、钾、镁、锌等成分，能抑制癌细胞增生，以及提高体内超氧化物歧化酶（SOD）的活性，具有抗癌功效。

性　　味	味甘、性平。
食用部分	百合科植物，麦冬的块根。
一般功效	润肺止咳、清心除烦、降血糖、降血压、提升免疫力等功效。

五 味 子

含木质素（Lignans）成分，具有保肝、抑制自由基减少细胞损害，及提高免疫力等功效，并能兴奋中枢神经系统，提高活力及工作效率。

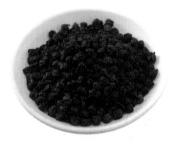

性　　味	味酸、性温。
食用部分	木菌科落叶藤本植物，五味子的果实。
一般功效	敛肺滋阴、生津收汗。

山 楂

含有山楂酸及维生素 C、维生素 B$_2$、类黄酮等极佳的抗氧化剂，能清除有害自由基，减少致癌性。

性　　味	味酸微甘、性微温。
食用部分	蔷薇科植物，山楂的果实。
一般功效	化积滞、散瘀血及降血脂等作用。

洛 神 花

含强效抗氧化剂类黄酮成分，能清除体内自由基；原儿茶酸（多酚类）能抑制化学致癌物引发，如肝癌、肠癌、口腔癌等癌症；花青素，则具有抗氧化及抗突变性，能清除肠中氧化物，抑制黄曲霉素形成，减缓肝细胞被氧化的伤害，具有保肝作用。

性　　味	微酸带甜、性温。
食用部分	锦葵科草本植物，洛神花的果萼。
一般功效	能降火、清暑、止咳，还能降血压、降血脂、保肝、防止动脉粥状硬化等功效。

金银花（忍冬花）

主要成分为绿原酸（酚酸类）及挥发油。绿原酸具有抗氧化作用，能清除自由基、防止伤害细胞，活化肝脏解毒功能，及活化酵素活性，加速致癌物排出体外。皂素成分则能激发身体的免疫力，降低癌症发生率，抑制癌细胞生长。

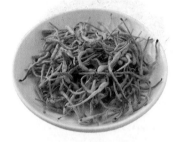

性　味	味甘、性微寒。
食用部分	忍冬科木质藤本植物，忍冬的花蕾。
一般功效	清热解毒、抗炎消暑、凉血活瘀、净血杀菌。若制作成凉茶使用，可预防中暑、感冒、肠道感染。

薄 荷

薄荷具有冰凉口感，可以缓解口腔不适、改善口腔溃疡，帮助病友消肿及消炎；另外还可抗病毒、抗氧化，能保护呼吸道，防止感染。

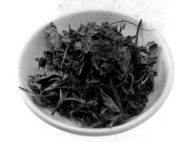

性　味	味辛、性凉。
食用部分	唇形科草本植物，薄荷的茎叶或全草。
一般功效	疏风散热、缓解喉痛、清肝火、清秽解毒、消肿。

浮 小 麦

含有碳水化合物、蛋白质、蔗糖、B 族维生素等成分，能养心气、治疗精神衰弱、安眠，非常适合焦虑或有忧郁患者；而对于癌症病友有助于安神助眠、稳定情绪。

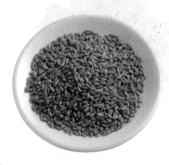

性　味	味甘咸、性微寒。
食用部分	禾木科植物，小麦的种仁。
一般功效	清热止烦、益气止汗、安神助眠。

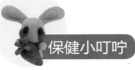保健小叮咛

如何挑选适用的茶叶？

茶叶含有维生素、矿物质等营养，平常适度饮茶，配合正常作息及运动，可帮助维持体液偏碱性，有助抗衰老、预防糖尿病及高血压。

尤其茶叶中所含的多酚物质如儿茶素，在近年的医学及流行病学研究中发现可降低癌症罹患率。而茶叶中绿茶的儿茶素含量最高，也最具抗癌功效，建议病友于恢复期时可适度饮用绿茶辅助抗癌。

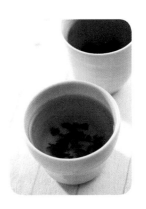

茶叶功效	＊中和体内所产生的自由基，减缓衰老。 ＊含有可加速脂肪代谢的咖啡因（Caffeine），降低血脂。 ＊含钾离子，可促进排除血液中钠离子，预防高血压。 ＊降低血糖，预防糖尿病。 ＊儿茶素可减少牙菌斑，防止牙周病。 ＊儿茶素与其氧化聚合物具有抗氧化、抗炎、抗细胞突变、抗癌，增加体内维生素摄取量等作用。 ＊儿茶素能抗辐射线和紫外线伤害。
茶叶营养	＊维生素 B_1、维生素 B_2、叶酸、维生素 C、维生素 E、维生素 K、烟酸、生物素等。茶叶中可溶性矿物质 60%～70% 可释出于热水中。 ＊多酚类占茶叶含量 30%，主要成分为儿茶素类，是茶汤中苦涩味主要来源；茶中的儿茶素有 6 种，包括茶中特有的儿茶素 EGCG（Epigallocatechin gallate）。 ＊一天可摄取咖啡因的容忍量为 300 毫克以下，但孕妇、胎儿及对咖啡因过敏者须限制摄取量。
挑选好茶 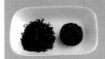	＊慎选茶叶来源，需认清包装上 ISO、HACCP 品质认证，或为政府辅导合格产销班生产，或具有"生产履历"的有机茶农、茶场，并主动检查农药残留报告。 ＊也可透过认识的茶农、熟悉的茶庄或茶行购买。一定要检查茶叶包装，详读标示内容物、生产地、产量、制造者、进口商、保存方法及冲泡方法。

正确喝茶	*标准泡茶法，如 3 克茶包冲泡 150 毫升沸水，浸泡 5 分钟，冲泡 3 次，第一道茶汁冲泡应丢弃不喝。 *冷泡茶，最适合夏天冲泡，方法是将 5 ~ 8 克茶叶（选用条形茶，如包种茶、东方美人茶，较易泡开）放入 600 毫升杯子中，以同室温的水温浸泡，茶叶放入杯中后，旋紧盖子，放置 4 ~ 6 小时即可饮用，也可放入冰箱冷藏。 *最佳喝茶时间是饭后 1 ~ 2 小时喝及下午 4 点以前喝最佳，晚上 5 ~ 6 点后不适合饮茶，因为会影响睡眠。 *一天喝茶量为 2 ~ 10 杯茶量（一杯是 200 ~ 240 毫升），维持咖啡因含量不超过 300 毫克，而且注意饮用后有无心悸、头痛、颤抖不适等症状，若出现这些症状，应停止饮用。 *肠胃不适如胃痛或不易睡者，可选用乌龙、红茶、普洱茶等半发酵茶及发酵茶为佳；而肠胃功能不佳如消化不良或胃溃疡、贫血、心律不齐、肾功能不佳、孕妇、儿童则不宜喝茶。 *隔夜茶不能喝，因为茶泡太久，会一直释放出茶单宁酸、咖啡因，容易心悸或胃部不适；且茶中氨基酸若长期置于空气中容易变质，滋生细菌。 *服药又饮茶会干扰药效，所以吃药后应隔 2 ~ 3 小时再喝茶。

台湾生产各类茶叶的儿茶素含量

发酵程度	种类	儿茶素含量
不发酵茶	绿茶如煎茶、玉露	100%，含量最多
轻发酵	白茶如白毫银针	90%
半发酵	包种茶	87.3%
	乌龙茶、阿里山茶	70%
	冻顶老茶	50%
	白毫乌龙（东方美人茶）	30%
	铁观音	20%
全发酵	红茶如阿萨姆红茶	18%
后发酵	普洱茶	含微量儿茶素，可润喉养胃、缓解口干舌燥

10 种辅助抗癌饮食的市售素调味品

　　癌症病友在化疗及放射线治疗期间，由于化学药物及放射线的影响，病友会出现许多副作用，尤其是化疗后味觉的改变、食欲不振及恶心、呕吐等肠胃不适症状，往往无法正常进食，同时影响到免疫力及体重的维持。为了引发病友食欲，本书提供 20 种适合辅助化疗的素调味品及自制酱汁，搭配素食材料。

　　这些特别挑选的自制酱汁，皆以自然、健康、美味为前提，所有素材都是以自然食物为出发点，再搭配富含植化素的坚果类、辛香料、健康油脂、茶叶、优格、大豆类所调制出来的，如绿茶优格、杏仁美乃滋、味噌芥末酱、青酱汁等，利用自制酱汁不仅增加食物的美味及变化，更能让病友摄取到有利抗癌的植化素。

　　另外，本书食谱内也加入许多天然调味料，使食谱有更多的选择及变化，如香椿炒饭中的香椿粉、鑫鑫饭的姜黄粉、绿意沙拉中的芥末、东炎卷心菜的东炎酱等，巧妙运用各种辛香料，增加食物中的色、香、味，加强病友食欲及饮食的乐趣。

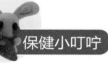 保健小叮咛

简单认识辅助化疗素调味品

调味品	味道	使用方法	本书运用食谱	哪里买
已催芽芝麻酱	微苦带甘	*凉拌　*蘸酱 *面包涂酱	*第 166 页山苏南瓜 *第 169 页石莲山药	素调味品可在有机专卖店、超市购买。
东炎酱	酸辣	*炒菜　*蘸酱	*第 172 页东炎卷心菜	
芥末酱（山葵酱）	呛辣	*蘸酱 *沙拉拌酱	*第 129 页梅汁芭乐	
姜黄粉	辛香但不带辣味	*熬汤 *拌炒	*第 117 页黄金豆腐 *第 144 页鑫鑫饭 *第 182 页黄金汤	
香椿粉（香椿嫩芽）	微咸	*拌炒 *茶饮	*第 140 页香椿炒饭	
啤酒酵母粉	微甘	*添加于牛奶、蔬果汁等饮品及汤品中饮用	*第 135 页全麦寿司	

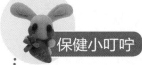

保健小叮咛

简单认识辅助化疗调味油

调味油种类	使用方法	选购及保存方法	哪里买
催芽芝麻芽油	* 凉拌 * 汤品提味	**选购** * 选择冷压榨取、玻璃瓶装，颜色淡黄、清澈无杂质，带有淡淡芝麻香味者为佳。 **保存** * 开瓶后可不必冷藏，置于阴凉通风处保存。	调味油可在有机专卖店、超市购买。
亚麻籽油	* 凉拌 * 拌入煮好米饭 * 加入优格	**选购** * 选用初次冷压油，以暗色瓶身包装，小瓶包装（250毫升）者为佳，以免使用过久变质。 **保存** * 开封后应置于冰箱冷藏，并尽速使用完毕。	
苦茶籽油 （东方橄榄油）	* 煎煮炒炸 * 凉拌	**选购** * 高品质冷压苦茶油，有淡清香味，色偏黄绿色。 * 高温炒过苦茶油，味极浓、色深褐，可保存较久。 * 而化学溶剂萃取的苦茶油，味道及颜色都淡，不宜选购。 **保存** * 好的苦茶油需趁新鲜使用，开封后冷藏较佳。	

调味油种类	使用方法	选购及保存方法	哪里买
特级冷压橄榄油	* 小火炒煮的低温烹调 * 凉拌酱汁	**选购** * 橄榄油依据榨取方式区分。 **初榨橄榄油**：冷压取出，不用化学方式，采用物理性方式低温40℃榨油，保留原始营养素； **精制橄榄油**：采化学方式，以高温除色、除味，精制过程去除杂质，其营养成分较差； **橄榄渣油**：第一道初榨所留下的橄榄残渣，经过化学溶剂乙烷萃取得到的油。 * 选用橄榄油，以未经过热化处理及化学处理的初次榨油（Extra virgin olive oil），也称为冷压油为最佳选择。选购时，须注意产地及保存期限，宜选用玻璃瓶，并且暗色为佳。 **保存** * 特级冷压橄榄油开瓶后，必须在1～2个月内用完，因容易被光照破坏成分，保存时最好栓紧瓶盖，放置阴凉处。	调味油可在有机专卖店、超市购买。

已催芽芝麻酱

可增强身体免疫力，改善健康状态。富含类似雌激素成分的木酚素，可抑制雌激素作用，防止乳腺细胞增生，避免肿瘤形成；另外含有抗氧化物的植酸，可抑制结肠癌细胞的扩散，降低结肠癌罹患率。

成　分

芝麻发芽后蛋白质、脂肪皆专为容易吸收的氨基酸、脂肪酸，也会产生大量的维生素及矿物质，内含 B 族维生素、维生素 E、微量元素、铁、镁、钾、磷、钙等成分，其中的维生素 B_1、维生素 B_2、维生素 B_3、钙及钾含量特别高，而且叶绿素含量丰富，这些成分皆为制造红血球的主要元素。

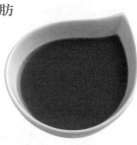

用　途

可作为调味料，用来调味拌菜、拌面条或是当余烫蔬菜的蘸酱，亦可作为涂抹面包的酱料。

东　炎　酱

可刺激食欲、帮助消化，在化疗期间病友容易食欲不振、味觉改变，可利用此调味料来拌菜、拌面或拌饭，可健脾开胃、提升食欲。

成　分

含辣椒、粗柑叶、香茅、酸柑汁、南姜、香菇、植物油，属热性食材，颜色偏橘红，为泰式酱料。具有抗癌作用的植化素，如姜辣素、辣红素、多糖类等。

用　途

可作为炒菜、拌菜、拌面的调味料。若觉得太辣，可用沙拉酱或酱油来稀释（如 1 大匙东炎酱加 3 大匙沙拉酱），减低辣味。若有嘴破、口腔溃疡等现象的病友，则不适合食用。

芥末酱（山葵酱）

因为含芥子油成分，所以，辣味强烈，可刺激唾液及胃液分泌，帮助开胃及增强食欲，但胃溃疡者不宜多食。另外，还有杀菌、解毒、防癌的功效，能抑制食物中霉菌及细菌的生长；而内含植化素的异硫氰酸盐成分，则具有抗癌作用。

成　分

含蛋白质、脂肪、β-胡萝卜素、维生素A、维生素E及矿物质钙、磷、钾等成分。芥末籽可预防及抑制肿瘤发生。

用　途

一般芥末酱分两种，绿芥末是由山葵根部磨制，刚磨好的颜色为淡绿色，空气中放久后变更绿，用为生食的蘸酱，如生鱼片；黄芥末是芥末籽磨出的，经过醋浸泡磨碎加入醋汁而成黄色，多作为熟食的蘸酱。

姜　黄　粉

可增进食欲、促进发汗、帮助新陈代谢。另外，具有抗发炎、抗氧化、抗肿瘤作用，可防止及中和自由基，阻止、抑制癌症形成。还有体内环保功效，有助于肝脏排毒，进而保护肝脏。

成　分

主要为姜黄素，亦是咖喱的主要食材。具有独特香味，含有钙、铁、镁、磷、钾、锌及维生素 B_1、维生素 B_2、维生素 B_3、维生素C以及柠檬精油、松脂、丁香油等植化素成分。

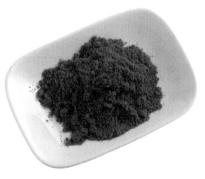

用　途

味道较辛辣，可作为汤品、拌菜、炒菜的调味料。可改善化疗期病友食欲不振的问题，可提升食欲。

香椿粉（香椿嫩芽）

味辛、性寒，具有清热解毒、健胃理气、抗氧化、提升免疫力等功效。另具有芸香素，可健脾开胃、促进食欲，非常适合化疗期的病友。

成　　分

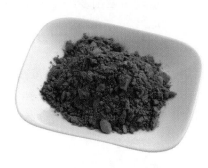

香椿粉所使用的为香椿嫩芽，香气浓郁、风味独特，富含蛋白质、B 族维生素、维生素 C 及钙、铁、磷等成分，所含的蛋白质及钙为蔬菜之首。香椿在 4 月中旬前采收最佳，鲜嫩且营养价值更高。

用　　途

香椿不可使用过量，每天 30 ~ 50 克（约 2 大匙）为宜。新鲜的香椿叶因叶片上含有亚硝酸盐，所以需用开水烫过再食用，否则易诱发癌症。

香椿可制成酱汁或制成粉状储存备用，可作为拌酱或蘸酱，多用于炒饭、炒面等拌炒烹调，也可冲泡成保健茶饮（1 小匙加 300 毫升的热开水冲泡），用途多元。

啤酒酵母粉

含丰富的 B 族维生素、蛋白质，可以增进食欲、提升基础代谢率及补充体力、改善便秘、强化免疫系统；在化疗期及恢复期，可多加摄取，增进食欲及加强体力。另外，所含微量元素，如硒、锌、钾、磷等，可提升抗癌力。

成　　分

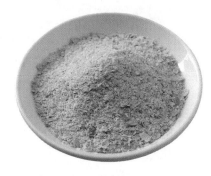

啤酒酵母粉是酿啤酒后的残余物，含所有必需氨基酸、15 种矿物质，包括有加强胰岛素功能的"铬"，还含有造血元素的维生素 B_{12}，是素食者最佳食物，好消化且营养价值高，是最佳的健康食品。

用　　途

可添加于果汁、牛奶、优酪乳或汤品中一起饮用，或与蔬果一起打成精力汤。癌症病友可每日食用（每次 1 大匙，一天平均 3 大匙），提升体力、增进食欲，特别适合食欲不振及体力不济的病友。

催芽芝麻芽油

含有雌激素、木酚素等抗癌成分，具有提升免疫力及预防有关荷尔蒙的癌症，如乳腺癌、子宫内膜癌、前列腺癌等；另外维生素 E 含量丰富，更具有抗氧化、抗癌的作用。

成　　分

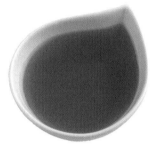

由新鲜芝麻发芽，再经冷压萃取专化为稳定的油脂，属于顶级油脂，保有原始的成分。含有丰富氨基酸、脂肪酸及维生素 B_1、维生素 B_2、维生素 B_3；植化素芝麻酚，具有强力抗氧化作用；芝麻素，能抑制体内发炎物质的生成。

用　　途

建议低温使用，可凉拌蔬菜，或在汤品起锅前滴数滴提升香气味道，是厨房内必备的调味好油。

亚麻籽油

可预防心血管疾病、癌症、关节炎及退化性疾病，还能提升免疫力，改善皮肤品质及有助于稳定血糖。其中含有丰富的木酚素，就是雌激素一种，能改善更年期妇女的不适症状外，还能预防与荷尔蒙相关的癌症，如乳腺癌、子宫内膜癌、前列腺癌。

成　　分

Omega-3 为主要成分，其他还有 Omega-6 及 Omega-9，为相当平衡的脂肪酸来源。并含高品质、易消化的蛋白质及必需氨基酸、纤维质，可防止便秘，维护肠道健康。

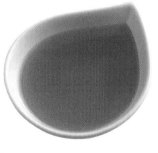

用　　途

亚麻籽油开瓶后，必须冷藏，防止变质产生油耗味。一般可用来凉拌蔬果，或拌入刚煮好的米饭中（2 杯米加 1 毫升的油）；也可在手工自制馒头或面包时加入；也可加入优格、果汁混合食用，例如，50 毫升的优格可加 5 毫升的亚麻籽油。

苦茶籽油（东方橄榄油）

可以抗癌、防止癌细胞专移、抗紫外线伤害、加速伤口愈合、预防自由基伤害、具抗氧化、抗病毒、杀菌等功效。

成　分

含有多种脂肪酸，如肉豆蔻酸、棕榈酸、花生四烯酸、油酸、亚麻油酸等 7 种，不饱和脂肪酸含量高达 85%，居所有食用油之冠。油茶树为常绿本木植物，生长于丘陵地，不需用农药、化肥，不受污染，为安全无害的天然植物油，其脂肪酸构成与橄榄油相似，故称为"东方橄榄油"。

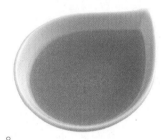

用　途

是可耐高温的食用油。煎、煮、炒、炸、凉拌等烹调方式皆可，一般常用来拌菜、拌面线或炒菜用。因为可用来保护胃黏膜，促进修护，所以胃寒者，可作为炒拌菜，每次饮用 5 ~ 10 毫升的量，每天不超过 1 大匙。

初级冷压橄榄油

含有橄榄多酚，可抗发炎、抗氧化、抗凝血、抗骨质疏松，其中因多酚为抗氧化物，能稳定细胞膜，减低致癌物侵入，所以能降低乳腺癌、前列腺癌、结肠癌的罹患风险，并能预防肿瘤扩大。

成　分

为第一次榨取的冷压橄榄油（Extra virgin olive oil），含丰富营养素、Omega-9 与单元不饱和脂肪酸、维生素 E、橄榄多酚。多酚在体内可以对抗自由基，阻断有助癌症生长的酵素，进而抑制癌细胞生长及诱发癌细胞凋亡；而维生素 E 为抗氧化物，可防止细胞突变引发癌症。

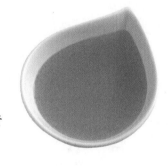

用　途

特级冷压橄榄油不适合高温炒煮，其冒烟点（Smoke point）为 160℃，冒烟点过后油便开始变质，产生自由基及致癌物质。所以，特级冷压橄榄油只适合小火炒煮，油脂不冒烟的低温烹调、凉拌蔬果的调味酱料，如本书第 104 页的油醋汁等。

10 种辅助抗癌饮食的素酱汁 DIY

青酱汁

成品分量：150 毫升

酱汁口味：微辣咸味

保存期限：冷藏 3 ~ 4 天

运用食谱：青酱意大利面（P.150）

变化应用：可作为意大利面佐酱或拌菜之用

材 料

罗勒叶（或九层塔）50 克、松子 3 大匙、大蒜 6 粒、起士粉可用淀粉代替 2 ~ 3 大匙、橄榄油 3 大匙

做 法

1）所有食材洗净；将松子放入干净的锅子里炒至颜色变黄至熟；大蒜去膜；罗勒叶切碎。

2）将炒熟的松子与大蒜一同放入果汁机里，搅打至细碎后，加入橄榄油 1 大匙，搅打均匀，接着加入碎罗勒叶，继续搅打后，再放入橄榄油 1 大匙搅打，最后加入起士粉搅匀后，再放入橄榄油 1 大匙拌匀可防止变黑，即成酱汁。

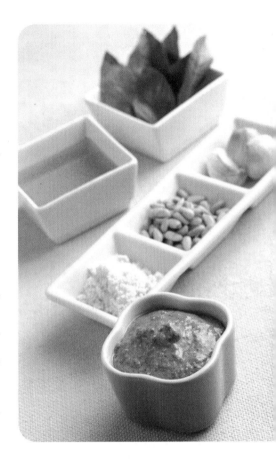

贴心小技巧

*使用罗勒、大蒜及松子打出的青酱汁，具微辛辣咸味，可刺激食欲，而且色泽青绿，美味可口。松子、大蒜与橄榄油的比例是 1：2：1，可依此比例来增加酱汁的分量。

*罗勒含多量的维生素 A、维生素 B_2 及钙质，可增进气血循环及消炎止痛；松子富含铁、镁、锌成分，是消除疲劳、抗压力的最佳食物；大蒜含有蒜素硫化物，可促进解毒、抗氧化；大蒜也含有抗癌的矿物质、维生素，为第一抗癌食物。

油醋酱汁

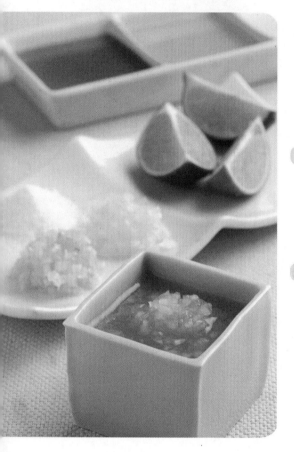

成品分量：80 毫升

酱汁口味：微酸

保存期限：冷藏 3 ~ 4 天

运用食谱：五色沙拉（P.160）

变化应用：可用于拌面或氽烫青菜的淋酱

材　料

苹果醋 2 大匙、柠檬汁 1 小匙、胡椒粉 1 小匙、碎洋葱 3 大匙、冷压橄榄油 2 大匙、盐 1/4 小匙或糖 1/2 小匙（依个人喜好）

做　法

1）将苹果醋、柠檬汁、胡椒粉及碎洋葱一起放入干净的料理碗内，搅拌均匀。

2）再将少量橄榄油加入拌匀，重复此动作直到橄榄油完全加入，最后加盐或糖搅拌调味即可。

贴心小技巧

*这道素酱汁中所用的苹果醋和柠檬汁为碱性食材，可清除疲劳，改善体质，促进新陈代谢，健胃整肠，抗压抗癌等功效。

*洋葱所含的槲皮素，具有强大抗氧化及软化血管作用，可预防癌症、高血压、动脉硬化；橄榄油所含的多量油酸不易被氧化，也不易形成过氧化脂质，可预防癌症及动脉硬化。

墨西哥莎莎酱

成品分量：100 毫升

酱汁口味：酸甜带辣

保存期限：冷藏 1 ~ 2 天

变化应用：可搭配烤过的厚土司或薄饼，或为
拌面、拌生菜的酱料

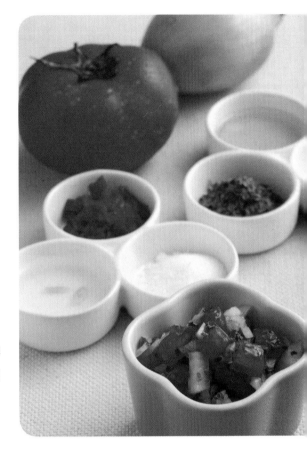

材　　料

番茄丁 1 大匙、洋葱丁 1 大匙、香菜末 1 大匙、
辣椒末 1 大匙、白醋 1 小匙、柠檬汁 1 小匙、
细糖 1/2 大匙、橄榄油 1/2 大匙、冷开水 2 大匙、
白胡椒粉少许、盐 1/4 小匙

做　　法

1）将番茄丁、洋葱丁、香菜末、辣椒末、白
醋、柠檬汁一起放入干净的料理碗内拌
匀，再放入细糖、橄榄油、冷开水、白胡
椒粉及盐，继续搅拌均匀即可。

贴心小技巧

* 此道素酱汁可刺激食欲、增强免疫力，尤其适合化疗期间食欲不振的病
友食用。

* 番茄切丁时，要先去籽，以免生水影响口感。番茄富含茄红素，加上橄
榄油，茄红素更容易释出，搭配洋葱末中的硫化物成分更具抗癌功效；
而香菜末具有极强的抗氧化作用。

基本沙拉酱

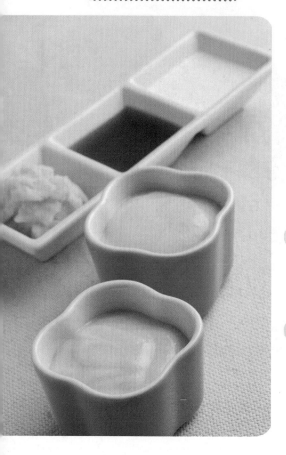

成品分量：200 毫升

酱汁口味：微酸

保存期限：冷藏 1 ~ 2 天

运用食谱：贝果沙拉（P.131）

变化应用：可作为菜肴的沙拉蘸酱或调味酱；另可作为基本沙拉酱，加入不同材料如芝麻、芥末、味噌，变化成各种口味的酱汁

材　　料

马铃薯100 克、低脂鲜奶150 毫升、苹果醋20 毫升

做　　法

1）将马铃薯洗净后去皮，蒸熟后趁热压成泥状备用。

2）把低脂鲜奶50 毫升及马铃薯泥放入果汁机内搅打均匀后，再慢慢加入剩余的低脂鲜奶100 毫升及苹果醋，搅打均匀即可。

贴心小技巧

* 这道素酱汁为健康的无油沙拉酱，可作为基本沙拉酱，再添加其他佐料，变化成其他口味的素酱汁。

* 马铃薯富含钾、纤维素及维生素C，可预防感冒、解除疲劳及抗癌，并能强化免疫及抵抗力。最新医学研究发现，马铃薯其中所含物质有强大抗病毒作用，能够防止细胞突变，是预防癌症的理想蔬菜。

凯撒沙拉酱

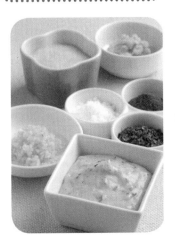

成品分量：70 毫升　　酱汁口味：酸甜带微呛辣

保存期限：冷藏 3 ～ 4 天　　运用食谱：黄瓜棒（P.138）

变化应用：可作为蔬果沙拉的佐酱，或可涂抹面包及
　　　　　饼干食用

材　　料

市售无蛋沙拉酱 3 大匙、黄芥末酱 1 小匙、帕玛森起士粉 1 大匙、黑胡椒粉 1/2 小匙、意大利香料或欧芹末 1 小匙、蒜末 1 小匙、盐 1/4 小匙

做　　法

1）将无蛋沙拉酱、黄芥末酱放入干净的料理碗内拌匀，再加入起士粉、黑胡椒粉、意大利香料、蒜末及盐，搅拌均匀即可。

贴心小技巧

＊酱汁使用的黄芥末酱、蒜末皆具有防癌功效，且添加起士粉更增添风味，口感更佳。

杏仁美乃滋

成品分量：120 毫升　　酱汁口味：酸甜浓郁

保存期限：冷藏 3 ～ 4 天

变化应用：涂抹于面包或饼干，或拌面及汆烫青菜酱料

材　　料

杏仁果 50 克、传统豆腐 1/2 块（约 150 克）、梅子浆 1 大匙、柠檬汁 2 小匙、盐 1/4 小匙、胡椒粉 1/2 小匙

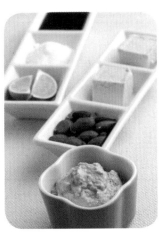

做　　法

1）将烤箱预热到 150℃，放入杏仁果微烤 1 分钟；豆腐压碎并挤干水分备用。

2）将做法 1 材料放入果汁机内打匀，再加入梅子酱 1/2 大匙及柠檬汁 1 小匙搅打均匀，最后再放入剩下的梅子酱、柠檬汁、盐、胡椒粉调味拌匀即可。

贴心小技巧

＊此酱汁滑腻香醇，非常适合口腔溃疡的病友。豆腐含有大豆异黄酮、维生素 E，可抗氧化及抗癌；杏仁果含抗癌的锌、铜及多酚类化合物。

芝麻味噌酱汁

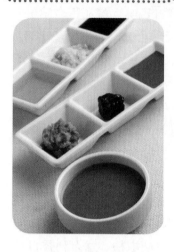

成品分量：120 毫升　　**酱汁口味**：咸香味

保存期限：冷藏 3～4 天　**运用食谱**：山苏南瓜（P.166）

变化应用：拌面酱、火锅蘸酱、氽烫青菜淋酱，或涂抹在面包、饼干上

材　料

已催芽芝麻酱 2 大匙、味噌 1 小匙、豆腐乳 1 小块（约 10 克）、酱油 1 小匙、橄榄油 1 小匙、糖 2 小匙、温开水 4 大匙

做　法

1）先将已催芽芝麻酱、味噌、豆腐乳、酱油及橄榄油一起放入干净的料理碗内，搅拌均匀后加入开水及糖，搅拌到混合均匀即可。

贴心小技巧

＊豆腐乳与味噌的比例 2：1。味噌及豆腐乳皆为大豆制品，富含维生素 B_6、卵磷脂，尤其是味噌的色素更具抗氧化作用，可远离癌症及慢性成人病。

东炎酱汁

成品分量：80 毫升　　**酱汁口味**：酸辣味

保存期限：冷藏 3～4 天　**运用食谱**：石莲山药（P.169）

变化应用：可用来拌面、米粉，或是炒菜当蘸酱使用

材　料

东炎酱 1 大匙、市售无蛋沙拉酱 4 大匙

做　法

1）将两种材料一同放入干净的料理碗内，混合搅拌均匀即可。

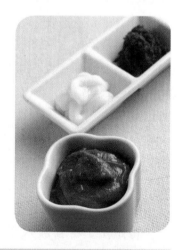

贴心小技巧

＊东炎酱与无蛋沙拉酱的比例为 1:4 或 1:5，可依个人口味调整，若喜爱辣味，可增加东炎酱；若不爱辣味，可加无蛋沙拉酱或少许酱油稀释浓度。

＊化疗期病友若食欲不振，可选用此酱汁，但不超过 1～2 大匙，以免过度辛辣；若有口腔黏膜破损症状时，则不宜食用。

味噌芥末酱

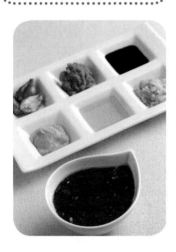

成品分量：70 毫升　　　　酱汁口味：微辣咸味

保存期限：冷藏 3 ~ 4 天

变化应用：可当作蘸酱，或是用于拌面酱料

材　料

红葱头 4 ~ 5 粒、味噌 1 小匙、芥末酱 1 小匙、红酒醋 1 大匙、橄榄油 1 大匙、冰糖 1 小匙

做　法

1）将红葱头去膜、洗净后，切细碎末，放在干净的料理碗内，加入其他材料搅拌均匀即可。

贴心小技巧

*这道素酱汁可帮助化疗期食欲不振或味觉迟钝的病友，提升食欲，但量勿使用太多，以 2 大匙为限。红酒醋含有多酚类，具抗氧化及抗癌作用。

绿茶优格酱

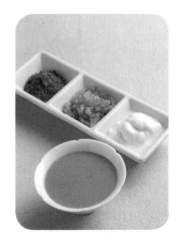

成品分量：60 毫升　　　　酱汁口味：微苦带酸

保存期限：冷藏 1 ~ 2 天　运用食谱：绿意沙拉（P.157）

变化应用：可当生菜或水果的佐酱，亦可涂抹于面包

材　料

绿茶粉 1 大匙、优格 4 大匙、冰糖 1 小匙

做　法

1）将全部材料放入干净的料理碗内，混合搅拌均匀。

贴心小技巧

*绿茶优格可搭配富含膳食纤维的蔬果一同食用，增强其排毒及降血脂肪功能，减少致癌性。绿茶粉与优格的比例是 1:4，若绿茶粉过多，会有苦味。

*绿茶粉富含儿茶素、维生素 C 及维生素 E，具极佳的抗氧化功能，防癌抗癌；优格可增强肠道有益菌，促进排便及新陈代谢，增强免疫功能。

Part 4

健康厨房的食谱示范

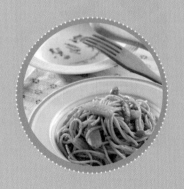
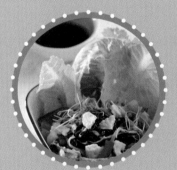
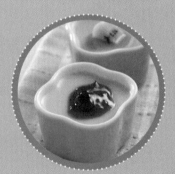

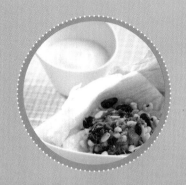

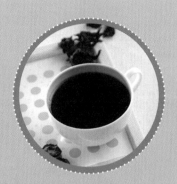

一天热量的需求及三餐热量的分配，会依治疗期及恢复期的需求热量不同而区分。治疗期时，每千克体重需要30～35卡热量，例如，50千克的女性一日热量需求1 600～1 800卡，而60千克的男性需要1 800～2 100卡；恢复期时每千克体重需要20～30卡热量。

早餐热量占全日热量的35%，选择原则以1道奶豆类，1道五谷根茎类，加上1～2种的蔬果。提供身体一顿好的早餐，才能提供一天能量需求，提高免疫细胞功能。

午餐热量占全日热量的35%，选择原则以1道主食＋1～2道副食＋1道汤品。而治疗期应以熟食为主；恢复期则可采用生食及熟食。男性病友在治疗期热量需求较高，可在午餐分量上再增加1道副食。

晚餐热量占全日热量的30%，选择原则以1道主食＋1道副食（熟食）＋1道汤品，选择清淡、热量较低及易消化的餐点，减少肠胃负担。晚餐的副食也应以熟食及蔬果类为主。晚餐吃得少以免食物滞留消化道，增加身体过多的负担。

点心类可帮助补充热量，改善治疗期因药物副作用而引发的不适如食欲不振、呕吐，造成的营养摄取不足。每份点心选择热量150～220卡，可在两餐之间摄取。若三餐有足够的热量，则较不需要补充点心。

茶饮的选择原则，热量50～100卡，主要为缓解治疗期的不适症状，可帮助清热退火、排毒及提升免疫力。

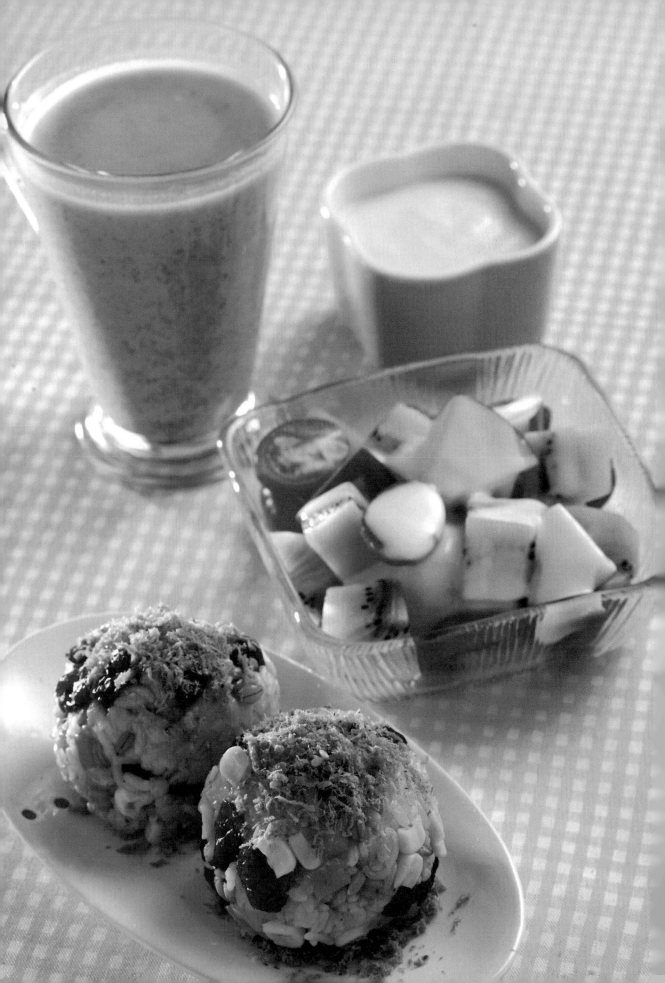

Breakfast
第1套 早餐   ✅治疗期 ✅恢复期 ＊改善口腔溃疡·补充体力

芝麻豆浆
改善口腔不适、增强体力

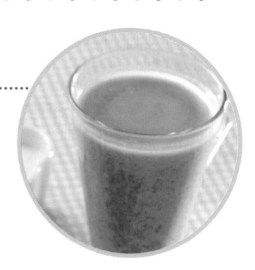

材 料

豆浆240毫升、黑芝麻粉2小匙

做 法

1）将豆浆倒入干净汤锅里，开小火微煮加
　　热，不用煮滚，接着加入黑芝麻粉搅拌
　　均匀即可。

♡食材营养贴心小语

● **黑芝麻粉**中维生素E，含量为植物之冠，可中和自由基的破坏。还含有芝麻木
　质素，具有强大抗氧化作用，预防癌症及老化。

● **豆浆**即为豆奶，为黄豆制品，口感较柔软，容易吞咽，有利于口腔溃疡的病
　友食用。所含的维生素E为抗氧化剂；大豆异黄酮则抑制癌细胞增殖，可预
　防乳腺癌、前列腺癌。

烹调健康实用技巧

● **芝麻粉**可用催芽芝麻粉更佳，催芽芝麻粉含有氨基丁酸（GABA）的特殊成分，
　能舒解紧张情绪及安眠。

芝麻豆浆

热量（卡）	蛋白质（克）	脂质（克）	糖类（克）
192	6	8	24

水果沙拉
整肠健胃、提升免疫力

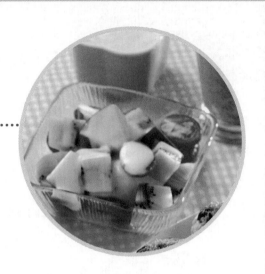

材　料
猕猴桃 1/2 颗（约 40 克）、
苹果 1/4 颗（约 35 克）、小番茄 5 粒（约 30 克）、
原味优酪乳 50 毫升

做　法
1）所有食材洗净；猕猴桃去皮，切小丁；苹果连皮切小丁状；小番茄每粒切对半。
2）将所有水果摆于盘上，直接淋上优酪乳后即可。

♡ 食材营养贴心小语

● **猕猴桃**的维生素 C 含量高与柠檬相似，可抑制自由基，
增强免疫力及有助缓解压力。另外含有丰富的钙质，
可稳定及放松神经系统，有助于睡眠；丰富的纤维质，
能减少毒素残留于肠道。

● **优酪乳**中的有益菌能将肠道内有害物质排出，活化肠内环境，促进排便顺畅；
半乳糖成分，容易被人体吸收，可缓解腹痛、腹泻等肠胃不适，并抑制肠道
中坏菌繁殖，有降低胆固醇、改善便秘、增强免疫力的功效。

⊙ 烹调健康实用技巧

● 水果以一人份为主，一次处理的量不要太多，以免切开后氧化而不够新鲜；
另外，除了这里介绍的水果之外，凤梨、香蕉、芭乐也很适合。优酪乳食用
时再淋上，才不会生水影响口感。

水果沙拉

热量（卡）	蛋白质（克）	脂质（克）	糖类（克）
90	2.5	1.2	17.5

彩虹饭团

提供能量、帮助排毒

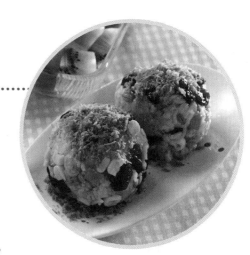

材　料

五谷米40克、圆糯米20克、罐头玉米粒10克、
煮熟胡萝卜丁10克、葡萄干5克、
小红莓果干5克、牛蒡香松5克

做　法

1）五谷米及圆糯米混合洗净后，泡水3～4
小时，加入1.2倍水量，用电子锅煮成饭
后取出，放凉备用。

2）将罐头玉米粒、煮熟胡萝卜丁、葡萄干、
小红莓果干混入五谷米饭中，混合后揉捏成圆形状。

3）最后表面再洒上牛蒡香松即可。

♡ 食材营养贴心小语

- **五谷米**是以糙米为主，再搭配其他谷物，如燕麦、薏仁、
荞麦及小米。含有丰富的B族维生素、膳食纤维、矿物
质等营养成分，可提供热量、增加体力。

- **小红莓**含丰富的维生素A、维生素C及矿物质，并具有
防癌的植物生化素如槲皮素、花青素等超级抗氧化剂，能
阻止自由基，引发癌变。至于含前花青素成分，则可阻止大肠杆菌
存留于泌尿道中，防止细菌的感染。

🔍 烹调健康实用技巧

- 煮五谷饭前，米要先浸泡3～4小时，煮时可加入少许橄榄油，口感更佳；
而做法中加入圆糯米的目的是要增加饭团的黏着性。饭团的米饭不妨一次多
煮一些，分成一人份包装后冷冻，食用前再解冻，加热即可。

彩虹饭团

热量（卡）	蛋白质（克）	脂质（克）	糖类（克）
265	5.8	1.5	57

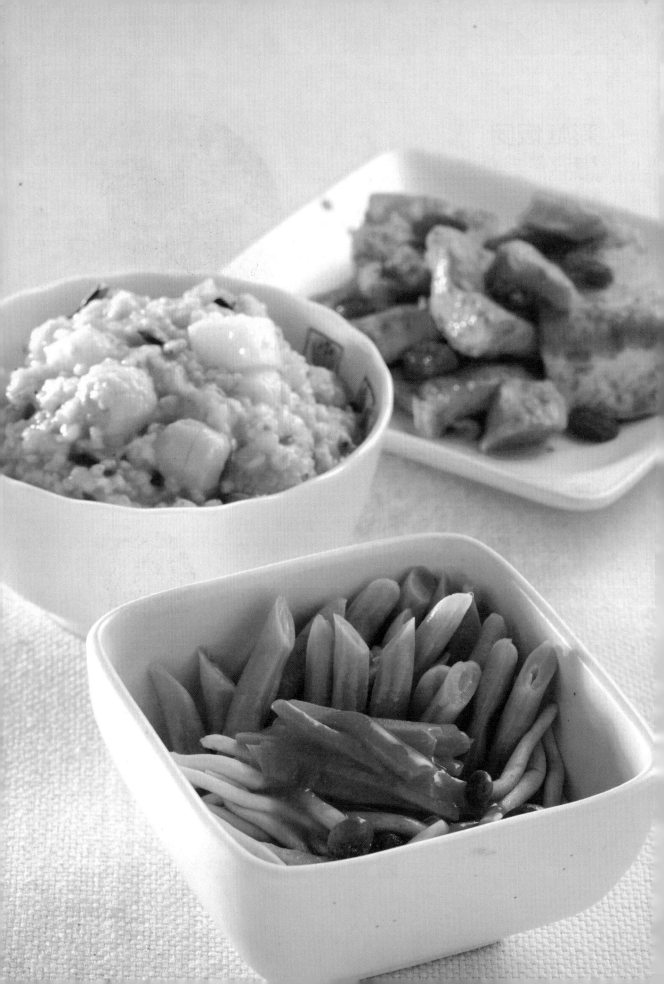

Breakfast 第2套 早餐

☑治疗期　☑恢复期　＊改善食欲不振·补充元气

黄金豆腐

补充体力、抗癌、补血

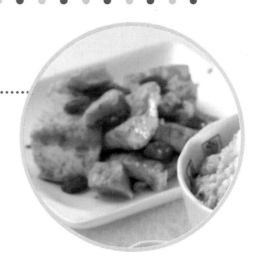

材　料
传统豆腐1/4块（约80克）、豆皮1片（约30克）、萝卜干片20克、枸杞10克、橄榄油1小匙

调味料
姜黄粉1大匙、调味酵母粉1大匙

做　法
1）所有食材洗净；豆腐切成2～3厘米块状；豆皮切成6小块；萝卜干切成1厘米碎块；枸杞略冲洗一下，沥干备用；姜黄粉加入2大匙水调匀备用。

2）起油锅，放入豆腐及豆皮煎至两面呈金黄色后，加入萝卜干碎块，再加入调水的姜黄粉、酵母粉拌匀，最后加入枸杞拌炒均匀即可。

♡ 食材营养贴心小语
- **豆腐**含大豆异黄酮可预防癌症，改善女性更年期障碍。
- **萝卜干**的钙、铁成分都比新鲜萝卜高，尤其是铁质，有助于造血，可防贫血。

Q 烹调健康实用技巧
- **萝卜干**到有机店购买较安全，挑选时，无酸味及色泽较深黄且干燥的为佳，需避免带酸味或色泽太光亮；使用前用清水多洗2～3次，可去除咸味。
- **豆腐**选用传统豆腐较具豆香味，豆腐未立即煮食时，必须用水煮过再放凉保存，或加少许盐或直接把豆腐泡水；豆皮则建议选用有机食品，煮出来的口味会更香甜，且无添加漂白剂，更加安全可靠。
- **姜黄粉**使用时先用2大匙水拌匀再加入食材，姜黄粉才容易均匀附着材料上。

黄金豆腐

热量（卡）	蛋白质（克）	脂质（克）	糖类（克）
220	16	10.5	15

元气养生粥

健脾开胃、补虚体、安神

 材　料

野米 20 克、即食燕麦片 1 大匙、小米 5 克、
荞麦 10 克、干莲子 8 粒（约 5 克）、山药 40 克

调味料

盐 1/2 小匙

做　法

1）所有食材洗净；将野米泡水 3 ~ 4 小时；山药削皮后切成小块，用薄盐水浸泡，
以防氧化变色。

2）将野米、燕麦片、小米、荞麦、莲子放入电锅内锅中，加水 500 毫升后移入
电锅里，外锅加水 1 又 1/2 杯，待开关跳起、材料煮熟时，再加入山药，外
锅再加水 1/2 杯继续蒸煮至熟，待开关再度跳起时，不掀盖，续焖 20 ~ 30
分钟，最后加盐调味即可。

♡ 食材营养贴心小语

● 此粥品可帮助病友滋补病后身体，加速复原，最适合化疗期的营养补充。其
中莲子含有丰富的 B 族维生素、钙、镁及色氨酸、酪氨酸等多种舒压成分，
能缓解紧张、稳定情绪。

● **小米**富含色氨酸，有利血清素合成能安定心神，但所含的纤维质较少，若与
燕麦一同煮食，可帮助消化吸收。燕麦片必需氨基酸的含量高，利用率也高；
并具有调节消化吸收，润肠通便功能，能补充营养、强化体力，非常适合食
欲不振的病友食用。

烹调健康实用技巧

● 利用电锅煮粥不能立即食用，需焖 20 ~ 30 分钟，可帮助粥更有黏性、入口
滑嫩。

元气养生粥

热量（卡）	蛋白质（克）	脂质（克）	糖类（克）
231	7	3.7	42

爽口鲜蔬

排毒、抗癌

材 料

四季豆30克、鸿喜菇50克、胡萝卜30克

调味料

芝麻味噌酱汁30毫升（做法可参照本书第108页）

做 法

1）所有食材洗净；将四季豆撕除两旁老筋后，斜切3~4厘米小段；胡萝卜切成细丝待用。

2）起一锅滚水，放入所有材料氽烫至熟后取出，沥干水分放置盘上，食用时淋上芝麻味噌酱汁即可。

♡ 食材营养贴心小语

● **四季豆**含丰富铁质，有助于造血、补血功能；膳食纤维含量多，有助于排便。其内含皂苷和血球凝结素两个成分，必须煮熟才能食用，若未煮熟食用，会引发头痛、恶心等症状。

● **芝麻味噌酱**主要是芝麻酱和味噌调和而成，利用芝麻的油脂，可帮助四季豆里维生素A的吸收；而味噌是黄豆制品，含有抗癌成分。

⚲ 烹调健康实用技巧

● 菇类可自由搭配，除了鸿喜菇外，可选用菇片较大的，较不容易出水，咀嚼口感较佳，如杏鲍菇、鲍鱼菇、美白菇等。

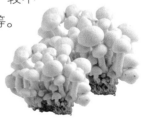

◎美白菇

爽口鲜蔬

热量（卡）	蛋白质（克）	脂质（克）	糖类（克）
102	6	1.6	16

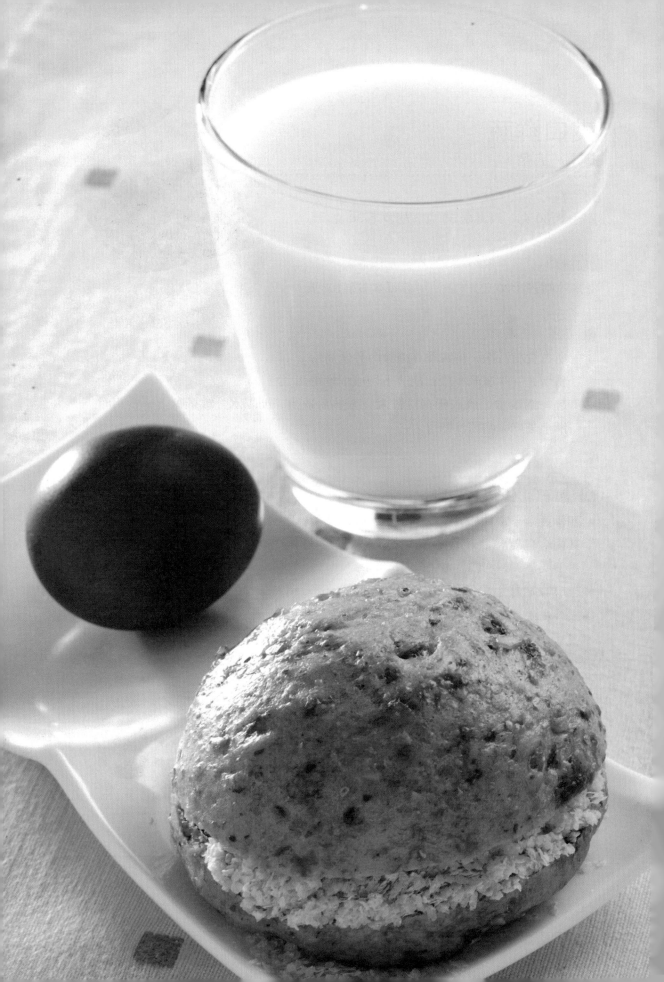

Breakfast
第3套 早餐

☑治疗期 ☑恢复期 * 改善口腔溃疡 · 补充体力

杏仁奶

滋润肺气、增强抗癌力

材 料

杏仁粉 1 大匙、山药粉 1 大匙

调味料

蜂蜜 1/2 小匙

做 法

1）准备温热开水 250 ～ 300 毫升，

先加入山药粉搅拌，再加入杏仁粉一起混合拌匀后，

加入蜂蜜调匀即可。

♡食材营养贴心小语

- **杏仁粉** 含有维生素 E、精氨酸、维生素 B_2、维生素 B_3 等成分，能抑制体内细胞氧化，具抗炎、防癌作用；其中苦杏仁苷（维生素 B_{17}），能强化白细胞吞噬作用破坏癌细胞。但所含的不饱和脂肪酸热量高，因此每日食用量不可超过 30 克。

- **山药粉** 有多种必需氨基酸、淀粉酶，有助于消化吸收，并可改善肠胃虚弱、身体无力等症状；黏蛋白的成分，则有助于蛋白质的消化吸收。一天建议最多可食用 6 ～ 7 匙，约 200 克。

🔍烹调健康实用技巧

- 不喜好甜味者，可不加蜂蜜，改用麦片取代，因麦片较无甜味，且能增加滑嫩感。

杏仁奶

热量（卡）	蛋白质（克）	脂质（克）	糖类（克）
128	1	2	27

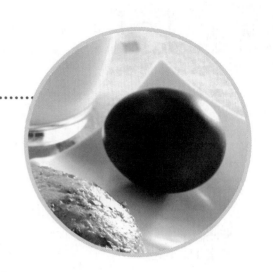

茶叶蛋
优质蛋白质修补组织、抗癌

材 料

蛋 1 个、卤香包 1 包、红茶包 1 包

调味料

盐 1/2 匙、酱油 1 大匙

做 法

1）将蛋表面洗净，再放入适量冷水中后开
   火煮熟，取出，把蛋壳微微敲碎，帮助让酱汁渗入而入味，备用。

2）锅内加水 500 ~ 600 毫升，放入煮熟的蛋、卤香包、茶包及调味料，用小火
   煮 40 ~ 50 分钟，待蛋壳呈深褐色即可。

♡ **食材营养贴心小语**

● **鸡蛋**营养丰富，其中的蛋白质，容易让人体消化吸收，能够修补受损的肝组
   织。对于治疗期食欲不佳、营养不良的病友，可以每天一个，补充大部分的
   营养素增强体力。

● **红茶**是完全发酵的茶，其所含的儿茶素较绿茶少。不过红茶性温和、味道醇厚；
   平时可经常饮用，或利用红茶漱口，有预防流感的作用。

🔍 **烹调健康实用技巧**

● 选用红壳鸡蛋来煮，蛋香味浓且蛋壳不易破碎。一次可煮 10 个蛋以上的量，
   注意卤时水量要增加 2 倍，但卤包、茶包分量不变，而且熬煮时间愈长，会
   愈入味；量大时的保存方法是，将煮好的卤蛋连同汤汁一起直接放入冰箱冷
   藏，食用时将蛋与汤汁一起加热。

● 也可用电锅烹煮，外锅水量是 1.5 杯；卤香包选用市面上的茶叶蛋卤包即可。

茶叶蛋

热量（卡）	蛋白质（克）	脂质（克）	糖类（克）
144	12	10	1

五谷馒头

提供热量、补充体力

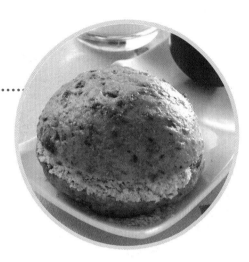

材　料

五谷馒头 1 个（约 75 克）、
素香松 5 克

做　法

1）将五谷馒头蒸熟软后，从中间切开，然后
　夹入素香松即可。

♥ 食材营养贴心小语

● **五谷馒头**是用五谷米加上全麦面粉及少许坚果所制成，里面含有 B 族维生素、
膳食纤维及矿物质，能提供热量、增加体力、消除疲劳，具有饱足感，经细
嚼慢咽后可以控制食量。

✎ 烹调健康实用技巧

● 五谷馒头可至有机店购买，亦可用全麦馒头、芝麻坚果类馒头替代；素香松
可用牛蒡香松，或海苔香松及坚果粒代替。

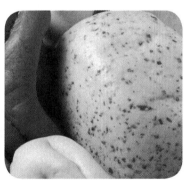

五谷馒头

热量（卡）	蛋白质（克）	脂质（克）	糖类（克）
241	6.5	5	42.5

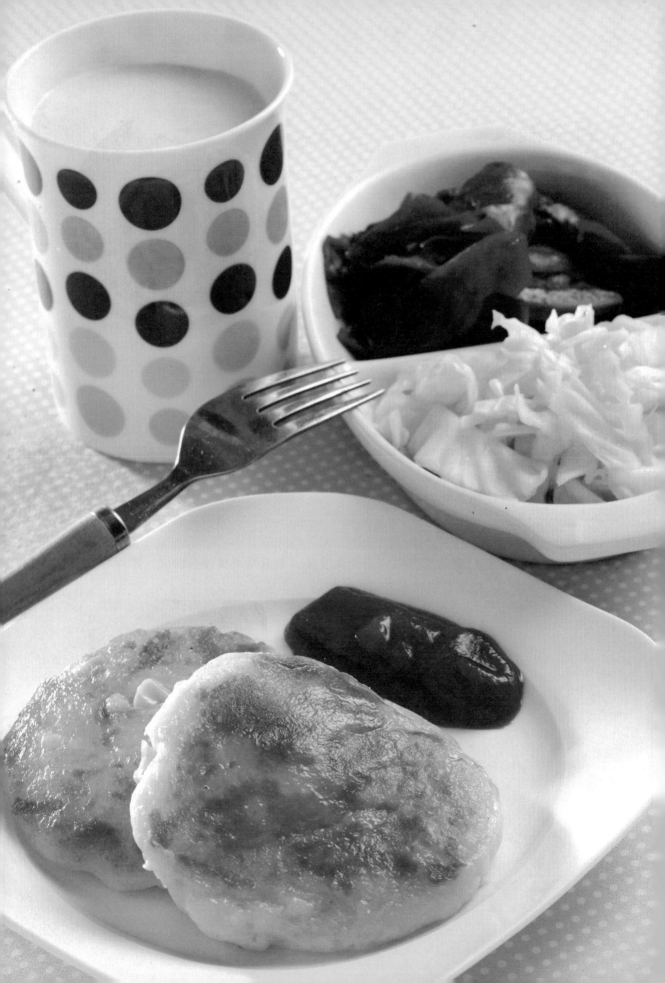

Breakfast
第 **4** 套　早餐

☑治疗期　　☑恢复期　　* 改善食欲不振·补充体力

双色卷心菜
补充体力及抗癌力

材　料
卷心菜 100 克、紫甘蓝 100 克

调味料
梅子味噌酱 1 大匙、有机苹果醋 50 毫升

做　法
1）紫甘蓝洗净沥干水分后，剥成小片，加入
梅子味噌酱腌泡，放入冰箱冷藏 1 天以上，浸泡时间愈久愈入味，可泡 2 ~
3 天，再取出食用。

2）卷心菜洗净沥干水分后，剥成小片，淋上苹果醋，放置 1 小时后搅拌匀即可。

♡食材营养贴心小语

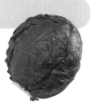

- **紫甘蓝**中的异硫氰酸盐、吲哚含量比绿卷心菜多出 4 ~ 5 倍，
更具抗癌功效，建议以生食为佳。紫甘蓝还含有前花青素，
可抗癌。

Q 烹调健康实用技巧

- 紫甘蓝的粗梗较硬，可以剔除不用，用叶片腌渍，口感较软。在腌泡时，可
先用盐微腌，使叶片软化，待冲掉咸味再加入酱汁，而酱汁必须盖过叶片才
会入味；绿色卷心菜的叶片较软脆，可直接加入苹果醋，叶片会立即软化即
可食用。

双色卷心菜

热量（卡）	蛋白质（克）	脂质（克）	糖类（克）
100	5	1.5	17

糙米奶

补充体力、修补受损组织

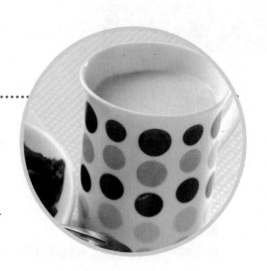

材　料

糙米粉 2 大匙（约 60 克）、低脂奶粉 1 大匙

做　法

1）将糙米粉及奶粉依 2：1 比例，加入温
热开水 200 毫升，混合搅拌均匀即可。

♡ 食材营养贴心小语

- **糙米粉**是由糙米精制磨成粉的产品，含丰富的 B 族维生
  素及钾、镁、锌、铁、锰等矿物质，保留了大量的膳食
  纤维，可促进肠道有益菌增殖、预防便秘及肠癌。早上
  喝一杯糙米奶，不只有饱足感更能有满满的元气。

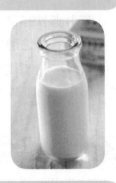

- **牛奶**含有必需氨基酸，被人体吸收率高；又含有 B 族维
  生素及钙质等成分，是最好天然营养保健品；含共轭亚
  麻油酸（CLA）物质，能保护细胞膜免受伤害。

ℚ 烹调健康实用技巧

- 糙米粉可在有机商店购买真空包装，品质较安全，一般商店卖的非真空包装，
  若存放太久容易滋生霉菌，购买时需留意保存期限。可用黑芝麻粉代替糙米
  粉，增加口感及补充热量。
- 可用低脂鲜奶 200 毫升取代奶粉及温热开水，但需微加热至 40℃，才能冲泡
  糙米粉。

糙米奶

热量（卡）	蛋白质（克）	脂质（克）	糖类（克）
181	8.5	2.8	30

玉米饼

补充体力、提供能量

材　料

马铃薯 1/2 个（约 60 克）、蛋黄 1/4 个、
罐头玉米粒 20 克、玉米粉 1 大匙、
奶酪丝 1 小匙、橄榄油 1 小匙

调味料

番茄酱适量

做　法

1）将马铃薯洗净后削皮，放入电锅蒸熟，取出趁热压成泥状；蛋黄打散备用。

2）将马铃薯泥加入玉米粒、玉米粉、奶酪丝一起拌匀，接着分成 2 等份，每份先搓成圆形小团状，再压扁作成薯饼状。

3）起油锅，将薯饼一面先涂上蛋黄液后放入，用小火煎，待呈金黄色时；另一面也涂上蛋黄液后翻面，煎熟呈金黄色即可，可蘸番茄酱一同食用。

♡ 食材营养贴心小语

● 在日本的医学研究中发现，马铃薯含有特殊的酚类物质，能够抑制致癌物的代谢，发挥抗癌作用。

● **玉米粉**其中含有精氨酸，可以缓解抗癌药物对身体产生的毒性副作用，能抑制肿瘤生长；所含谷胱甘肽的抗癌因子，能使致癌物质失去作用排出体外。

🔍 烹调健康实用技巧

● 煎薯饼时，可将饼面微微压扁，帮助内部受热。另外，需注意火候及饼面颜色，火太大容易煎焦且内部不易熟透。可一次多煎一些，放保鲜盒内冷藏，食用时取出烤热，或用平底锅不加油、干煎熟即可。

● 奶酪丝建议选用比萨专用，亦可用奶酪片切成细丝代替。

玉米饼			
热量（卡）	蛋白质（克）	脂质（克）	糖类（克）
260	7	14	27

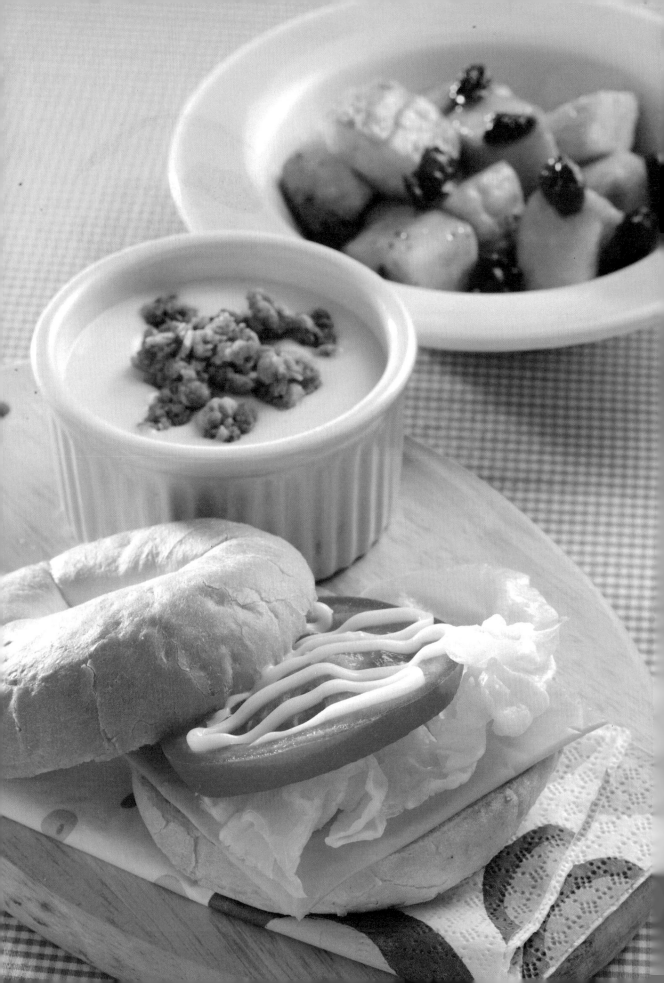

Breakfast
第5套 早餐

⊙治疗期　⊙恢复期　＊改善味觉异常·抗氧化

梅汁芭乐
防癌、抗癌、提升免疫力

材　料
芭乐 1/2 个（约 150 克）、小红莓果干 1 大匙

调味料
芥末酱 1 大匙、梅子醋 1 大匙、酱油 1 小匙

做　法

1）芭乐洗净外皮，切开后去籽，切成约 2 厘
　　米大小的块状。

2）将调味料全部混合拌匀后，加入芭乐块搅拌均匀，
　　让每块芭乐均匀蘸上调味汁，最后撒上小红莓果干即可。

♥ 食材营养贴心小语

● **芭乐**含丰富的维生素 C，有养颜美容、提高免疫力、预防癌
症等作用；所含维生素 C、类胡萝卜素等成分，皆是强力抗氧
化剂，能预防癌症；丰富的钾离子，有助于改善酸性体质。

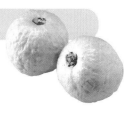

⚲ 烹调健康实用技巧

● 若喜欢呛味者，芥末酱的比例可多加一点；喜欢酸味者，则可多加梅子醋。

梅汁芭乐

热量（卡）	蛋白质（克）	脂质（克）	糖类（克）
150	2.5	1.4	32

麦果泥

健胃整肠、排毒、提升免疫力

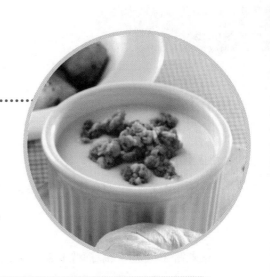

材 料

麦果片 2 大匙、原味优格 150 克

做 法

1）将麦果片加入原味优格里，混合拌匀即可。

♡ 食材营养贴心小语

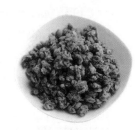

- **麦果片**是五谷麦片再加上葡萄干等水果干的优质产品，若搭配优格一起食用，能帮助优格在肠道内更加发挥功效。所含的膳食纤维，能提供有益菌滋养成分，改善肠道环境。
- 常吃**优格**，可保持肠道健康及排除体内毒素，1 周建议可吃 3 ～ 4 次。

Q 烹调健康实用技巧

- 麦果片要挑选原味的，在加入优格后须立即食用，才能保持酥脆的口感。
- 选用原味的优格，这样加入其他带甜味的食材才能保有其原始风味。

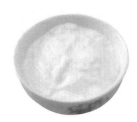

麦果泥

热量（卡）	蛋白质（克）	脂质（克）	糖类（克）
220	7	2.5	42

贝果沙拉

提供热量、补充体力

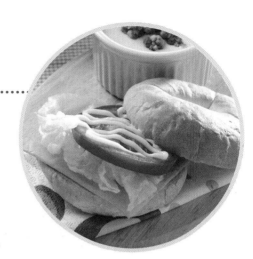

材 料

贝果1个（约50克）、生菜叶30克、
低脂奶酪片1片（约20克）、
番茄圆片1片（约30克）

调味料

基本沙拉酱（做法可参照本书第106页，也可
用芥末酱或千岛沙拉酱代替）

做 法

1）生菜叶洗净，沥干水分；将贝果放入烤箱，用150℃烤软，再从中间横切开
成二片备用。

2）将贝果打开，先放上奶酪片及一半的沙拉酱，接着放上生菜叶及番茄片，
再淋上剩余的沙拉酱，最后盖上另一片贝果即可。

♡ 食材营养贴心小语

- **贝果**含有丰富的淀粉、蛋白质、B族维生素等成分，能提供
  热量、增加体力。一份贝果，等于3～4份的主食量，大约是
  一碗饭的分量。

- **番茄**中的茄红素为抗氧化剂，能清除自由基，保护细胞、防止癌变，有效预
  防大肠癌、乳腺癌、前列腺癌。茄红素需与油脂类一起烹调，帮助吸收，像
  番茄片加上奶酪片一起食用，能使茄红素更容易被人体吸收。

🔍 烹调健康实用技巧

- 贝果具有弹性，必须烤热软膨胀后再夹材料，才不会失去弹性。

- 材料可依个人喜好来变化，像是苹果片、黄瓜片、香瓜片、卷心菜丝等；搭
  配的酱汁，除了基本沙拉酱以外，亦可用原味芥末酱汁、凯撒沙拉酱替代。

贝果沙拉

热量（卡）	蛋白质（克）	脂质（克）	糖类（克）
184	10	3.5	28

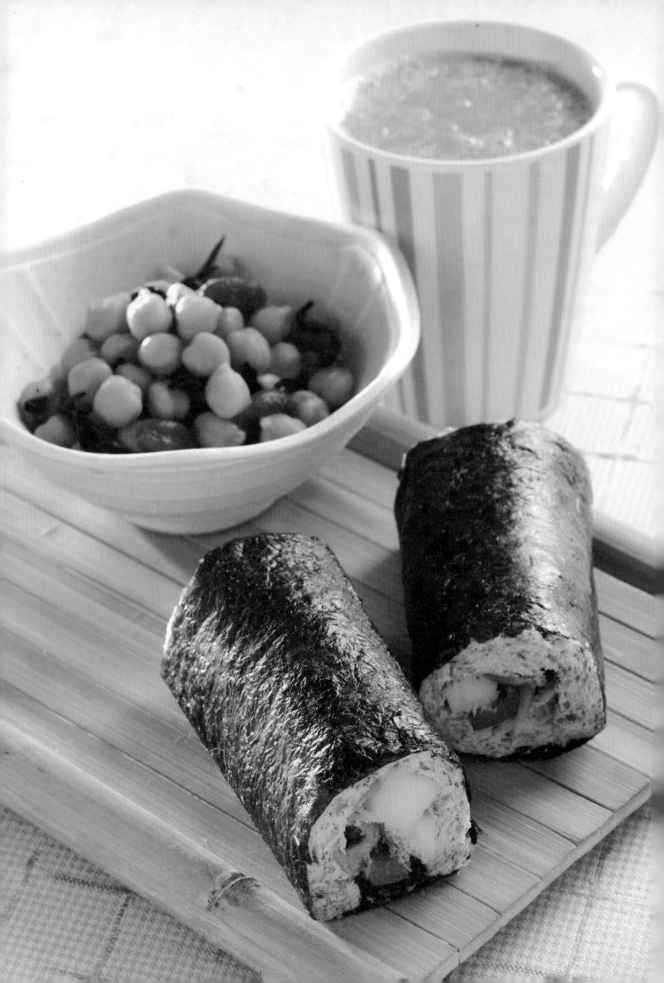

Breakfast
第6套 早餐

☑ 治疗期　☑ 恢复期　＊ 改善食欲不振及口腔溃疡

抗癌蔬果汁
强化免疫力、补充微量元素

材　料

莴苣 50 克、苹果 50 克、苜蓿芽 10 克、
削皮凤梨 50 克（带皮约 120 克）

调味料

有机梅子浆 1 大匙

做　法

1）所有食材洗净；将莴苣沥干水分后剥成小片状；苹果连皮切成 2 ～ 3 厘米大小的块状；凤梨去皮后切成 2 ～ 3 厘米大小的块状；苜蓿芽沥干水分备用。

2）把所有材料放入果汁机里，加入冷开水 100 毫升及梅子浆混合搅打均匀成果汁即可。切记，这道果汁必须在 1 ～ 1.5 小时内立即饮用完毕。

♡ 食材营养贴心小语

● **凤梨**含有特殊蛋白酶，能抑制癌细胞的生长，且有助于人体消化吸收；丰富的维生素 B_1、维生素 B_2，可消除疲劳、增进食欲；大量的维生素 C，可以增加钙、铁吸收，维持正常免疫功能。

● **苜蓿芽**是牧草种子发芽所产生的健康食品，主要营养有铁质、维生素 B_{12}，可提供造血功用、预防贫血；因含有刀豆氨基酸（L-canavanine），自体免疫疾病者不宜食用过量；其中异黄酮，为天然植物雌激素，可预防乳腺癌及子宫内膜癌。

🔍 烹调健康实用技巧

● 蔬果汁必须现打现喝，以免氧化变色、变味。蔬菜可另外选用绿叶的莴苣类，因为较无虫害及农药污染，如油麦菜。

抗癌蔬果汁

热量（卡）	蛋白质（克）	脂质（克）	糖类（克）
80	1.5	0.8	16.5

雪莲美人
强力抗癌、增强体力

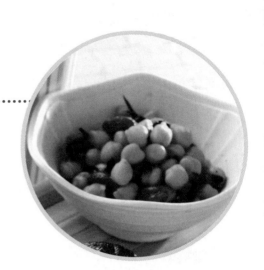

材　料
雪莲子（鹰嘴豆）50 克、东方美人茶叶 10 克、
枸杞 15 克

调味料
盐 1/2 小匙

做　法
1）雪莲子洗净，泡水 3 ~ 4 小时后沥干水分，放入电锅内蒸熟盛盘待用；枸杞略冲净，沥干。

2）将东方美人茶叶用滚开水 50 毫升冲泡，待茶叶出味时滤出茶水，另将少许干茶叶压成碎末。

3）把泡好的茶水淋在蒸好雪莲子上，接着撒上枸杞及盐、干茶叶碎末，拌匀即可。

♥ 食材营养贴心小语

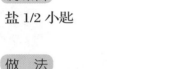

- **雪莲子**又称为埃及豆，口感柔软，含丰富皂苷、异黄酮、叶酸、铁等成分，能提供人体需要，非常适合素食者。其中的皂苷是抗氧化物，能强化免疫系统及阻止癌细胞生长。
- **东方美人茶**是经过虫咬的茶叶嫩芽制成的特殊茶叶，具有果蜜香味，为半发酵茶，具有抗癌功效，把冲泡好的茶汁及干茶叶沫淋入煮熟的雪莲子里，淡淡的苦味可帮助早上提神，且干茶叶沫可吃到更多的儿茶素。

🔍 烹调健康实用技巧

- 雪莲子加上干茶叶沫可增加儿茶素摄取量，尤其是经过口腔再咀嚼，更容易释出儿茶素。亦可用其他茶叶如绿茶、乌龙茶来代替，口味更清香。

雪莲美人

热量（卡）	蛋白质（克）	脂质（克）	糖类（克）
236	12	1.5	44

全麦寿司

健脾开胃 补充体力

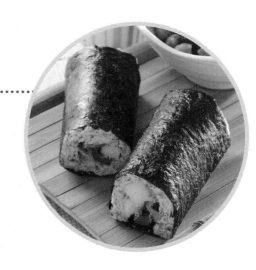

材 料

全麦土司 1 片（约 25 克）、红甜椒 30 克、
黄甜椒 30 克、苹果 30 克、奶酪丝 10 克、
坚果粉 1 小匙、寿司海苔 1 片（约 5 克）、
啤酒酵母粉 1 小匙

调味料

甜面酱 1/2 大匙

做 法

1）所有食材洗净；红、黄甜椒切 1 厘米粗条状；苹果去皮后，切 1 厘米粗条
状备用。

2）将土司切除四边硬皮；再将寿司海苔摊平，铺上土司，依序放上红、黄甜
椒条，苹果条，奶酪丝及坚果粉、酵母粉，再由底端往上卷成圆筒寿司状，
接缝处用甜面酱蘸黏，切对半即可。

♡ 食材营养贴心小语

● **寿司海苔**含有海藻酸及黏溶性多糖聚合物，具强力抗癌作用，
预防大肠癌。

● **啤酒酵母粉**是优良的营养补充品，能够促进消化、恢复体
力及强化免疫系统。含有丰富的 B 族维生素、纤维质、微
量元素并含有完整氨基酸，是素食者最佳的蛋白质来源之一。

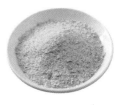

Q 烹调健康实用技巧

● 实作时，将土司去除四边硬皮，才易卷成寿司状；紫菜可多加一片，较不易
把表面撑破；做好的寿司卷必须马上食用，以免海苔潮掉。

● 夹食的材料，另可选用芽菜类，如苜蓿芽、豆苗，而水果也可另外选用水梨、
芭乐条等。

全麦寿司

热量（卡）	蛋白质（克）	脂质（克）	糖类（克）
206	10	5.5	29

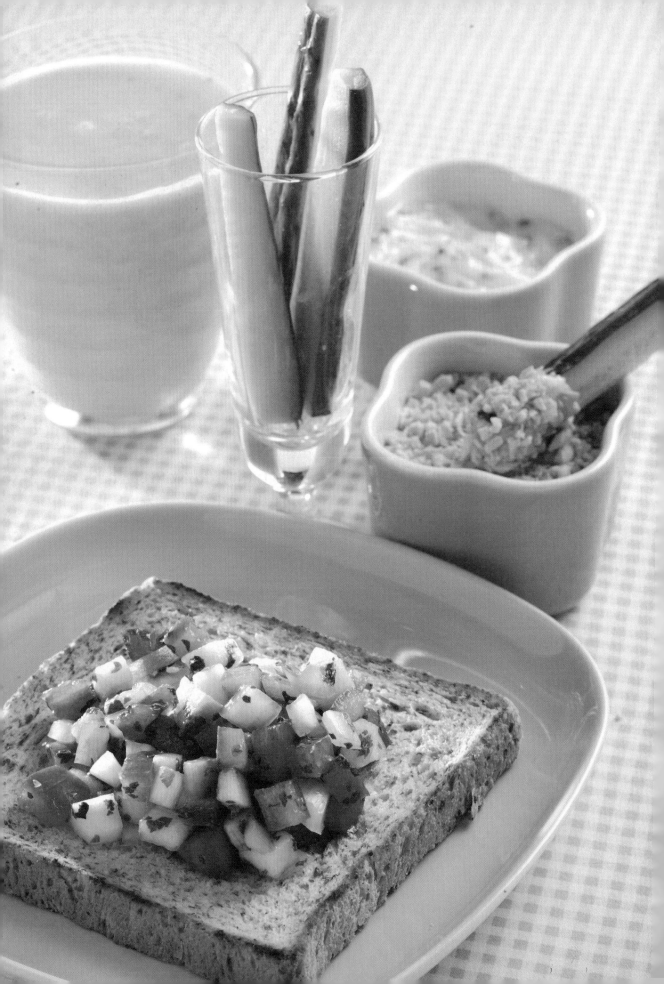

Breakfast
第7套 早餐 　　✔治疗期　✔恢复期　＊改善口干舌燥及味觉异常

香蕉奶昔

清肠排毒、增强免疫力

材　料

香蕉 1/2 条（约 50 克）、低脂鲜奶 120 毫升、腰果 5 ~ 6 粒（约 10 克）、柠檬汁 2 小匙

调味料

蜂蜜 1 大匙

做　法

1）香蕉去皮，切块备用；生腰果，先用 120℃烤热再用。

2）将鲜奶、腰果放入果汁机里搅打至腰果细碎后，加入香蕉继续搅打成泥状，最后加入柠檬汁、蜂蜜调匀即可。

♡ 食材营养贴心小语

● **香蕉**可润肠通便、助消化；高含钾量及纤维质，有助肠道排除毒物；果寡糖，可滋养肠道；而有益菌则可改善肠胃不适；至于色氨酸能增进神经传导物质血清素的合成，安定情绪、缓解压力。

● **蜂蜜**对肝脏有保护作用，能促使肝细胞再生；含有类黄酮、黄酮醇、黄烷醇，皆具有强效抗氧化作用；且为单糖好消化吸收，能迅速补充体力、消除疲劳，增强免疫力。

🔍 烹调健康实用技巧

● 此饮品适合嘴破无法进食固体食物的病友食用，可帮助补充热量、增加体力。建议奶昔现打现喝，冰凉后再喝口感更佳。

● 若火气较大的人，不要加坚果类，以免热上加燥。腰果在购买时，切记买包装有标示的，勿买散装的腰果。

香蕉奶昔

热量（卡）	蛋白质（克）	脂质（克）	糖类（克）
172	5.3	7	22

黄瓜棒

清凉退火、排毒

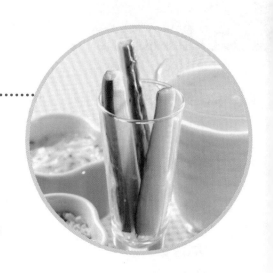

材　料

小黄瓜 50 克、

熟的腰果及核桃 2 ~ 3 粒（约 5 克）

调味料

凯撒沙拉酱 1 大匙（做法可参照本书第 107 页）

做　法

1）将小黄瓜洗净外皮，直切成约 2 厘米宽的长条状；将腰果、核桃压碎成粉
粒状成坚果粉。

2）小黄瓜棒食用时蘸上凯撒沙拉酱及坚果粉即可。

♥ 食材营养贴心小语

- **小黄瓜**中的维生素 C、维生素 E，具有抗氧化、预防感冒、
促进新陈代谢及清血解毒等功效。而黄瓜头部含有葫芦
素 C，能刺激人体免疫功能，预防肝癌。

- **坚果类**如腰果、核桃等，含有丰富维生素 E，能预防自由基
造成的细胞癌化及老化；另外含 B 族维生素则可补充体力、消除疲劳。

Q 烹调健康实用技巧

- 小黄瓜可去除中间籽的部分，较不会生水，影响口感。小黄瓜可将其切碎含
于嘴内，能改善嘴破、火气大的状况。

黄瓜棒

热量（卡）	蛋白质（克）	脂质（克）	糖类（克）
183	4	12.8	13

墨西哥土司

增进食欲、恢复体力

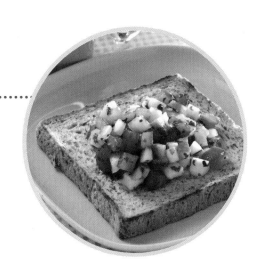

材料

全麦土司 1 片（约 25 克）

调味料

番茄 1/2 个（50 克）、洋葱 1/2 个（50 克）、
青椒 30 克、苹果 1/4 个（约 35 克）、
柠檬汁 1 大匙、香菜（或欧芹）20 克、
糖 1 小匙、盐 1/2 小匙、黑胡椒粉少许、
橄榄油 1 小匙

做法

1）所有食材洗净；将番茄、洋葱，分别切成约 0.5 厘米大小的小丁状；青椒、苹果，切成约 1 厘米大小的小丁状；香菜切成碎末状。

2）把番茄丁、洋葱丁、青椒丁、苹果丁及柠檬汁、香菜末混合拌匀，再加入糖、盐、黑胡椒粉调味，拌匀即成莎莎酱汁。

3）将土司放入烤箱用 170℃烤至微硬，约 2 分钟，上面铺上莎莎酱汁即可。

♥ 食材营养贴心小语

● **洋葱**含有多种抗癌物质，如二烯丙基、二硫化物、维生素 C、硒、谷胱甘肽；其中槲皮素是强力抗氧化剂，可对抗自由基、抑制癌细胞。

● **柠檬**中的柠檬酸、苹果酸，能促进胃蛋白酶分泌，增加胃肠蠕动，有助于消化吸收，并能消除疲劳、有助于抗癌。

🔍 烹调健康实用技巧

● 可选用厚土司，烤硬后中间挖洞，将酱汁放入洞内，当酱汁渗入土司内时食用更可口。此酱汁带酸甜味可刺激食欲，适用于食欲不振的病友。

墨西哥土司			
热量（卡）	蛋白质（克）	脂质（克）	糖类（克）
207	4	7	32

香椿炒饭
健脾开胃、提升体力及免疫力

热量（卡）	蛋白质（克）	脂质（克）	糖类（克）
256	8	8.5	37

材　料

胚芽米或长米 40 克、五香豆干 1/2 块（约 20 克）、四季豆 20 克、胡萝卜 20 克、罐头玉米粒 20 克、橄榄油 1 小匙

调味料

香椿粉 1 小匙、胡椒粉 1/2 小匙、盐 1 小匙

做　法

1）所有食材洗净；将胚芽米加上水，以 1 ∶ 1 的比例，用电子锅煮成饭，取出待凉备用。

2）豆干切小丁；四季豆撕除两旁老筋后，与胡萝卜分别切成小丁，再放入滚水汆烫至熟后捞出，沥干水分；玉米粒沥干水分备用。

3）起油锅，放入豆干丁，煎热呈黄色时取出后，利用原锅，把放凉的胚芽饭倒入锅中，用筷子拌炒，将米粒炒开。再加入香椿粉混合炒匀，接着加入豆干丁、四季豆丁、胡萝卜丁及玉米粒一起炒匀，最后加入胡椒粉、盐调味即可。

♥ 食材营养贴心小语

● **胚芽米**是谷粒米经过碾白处理，含有较多胚芽成分的米粒，含丰富蛋白质、矿物质及 B 族维生素，营养成分与糙米相近，但口感比糙米好、容易咀嚼吞咽。

● **玉米**是世界公认的"黄金食物"，其所含的纤维素高于精米、精白面粉 4 ～ 10 倍，能够促进肠蠕动、降低胆固醇吸收。具有抗癌物质如谷胱甘肽，可结合体内的致癌物质，使其失去致癌性；β－胡萝卜素转为维生素 A，保护黏膜上皮细胞，防止细胞突变作用。

● **香椿粉**具有强力抗氧化作用，能增强免疫力，有健脾、消炎、解毒功效，并可刺激食欲，用香椿粉炒饭，色香味俱全，更可提升病友的食欲。

Q 烹调健康实用技巧

● 炒饭时可用筷子拌炒，帮助米饭粒粒分明，更有嚼劲；香椿酱气味香浓，可促进食欲；四季豆及胡萝卜先汆烫可以减少下锅拌炒的时间。

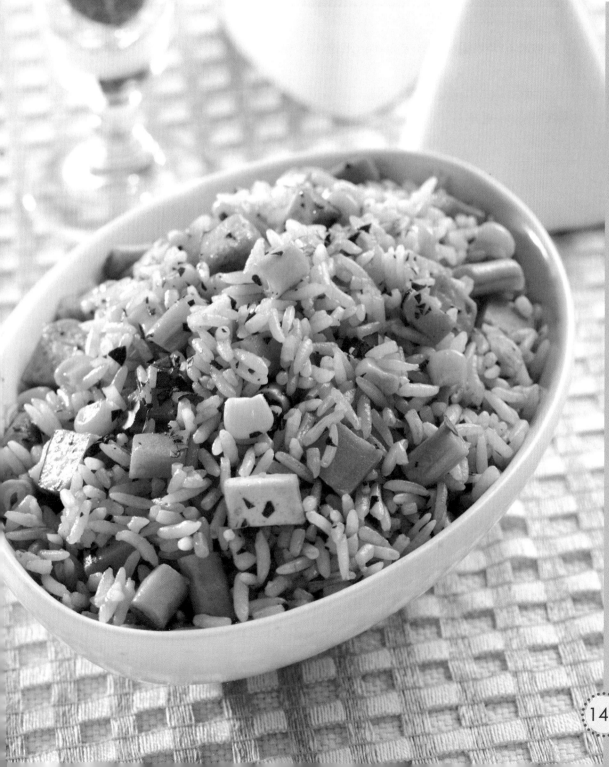

Healthy

　✓治疗期　✓恢复期　*改善食欲不振

梅香寿司

有助排毒、增强体力、强力抗癌

热量（卡）	蛋白质（克）	脂质（克）	糖类（克）
235	6.5	1.5	49

材　料

五谷米40克、圆糯米10克、小黄瓜50克、胡萝卜50克、寿司海苔1片（约5克）

调味料

梅子浆30毫升

做　法

1）所有食材洗净；将五谷米及圆糯米混合，用温热水1碗（约200毫升）浸泡2小时以上，再放入电子锅煮成饭，取出，趁热加入梅子浆拌匀，放凉备用。

2）小黄瓜、胡萝卜，切成约1厘米细长条，长度愈长愈佳。

3）准备一个寿司卷帘，摊平，把寿司海苔平铺在上面，接着在海苔上均匀铺满米饭，再把小黄瓜条、胡萝卜条放在中间再铺盖米饭，提起卷帘往前卷紧成圆筒状。将卷好的寿司切成2～3厘米长的小段即可。

♡ 食材营养贴心小语

- **五谷米**含有B族维生素等成分，可改善慢性病及预防癌症发生。糙米含有钙、铁、纤维质等，可延缓血糖上升、促进新陈代谢；小米含多种蛋白质，容易被人体消化吸收；荞麦含有其他谷物所缺少的叶绿素、芸香素及抗氧化多酚类，有助抗癌；黑糯米含有B族维生素及铁质，可以帮助淀粉、脂肪的代谢，补充体力，补血安神等功效；燕麦所含的β－葡聚糖，可促使胆酸排出，降低胆固醇。

- **梅子浆**含有柠檬酸、B族维生素、铁、钙、锰、锌等元素，若将梅子浆加入五谷米中拌匀，可以提升美味，酸味口感增进病友食欲。

🔍 烹调健康实用技巧

- 五谷米和糯米的最佳比例为3：1或4：1，而烹煮前用温热水泡米，可缩短浸泡时间；小黄瓜中间籽的部分去除，才能避免生水后导致米饭变糊，口感不佳。

- 米饭内加梅子浆，味带酸甜，有开胃作用，再搭配上小黄瓜及胡萝卜，吃来有清脆口感。寿司需现卷现吃，勿放太久，以免海苔潮解。

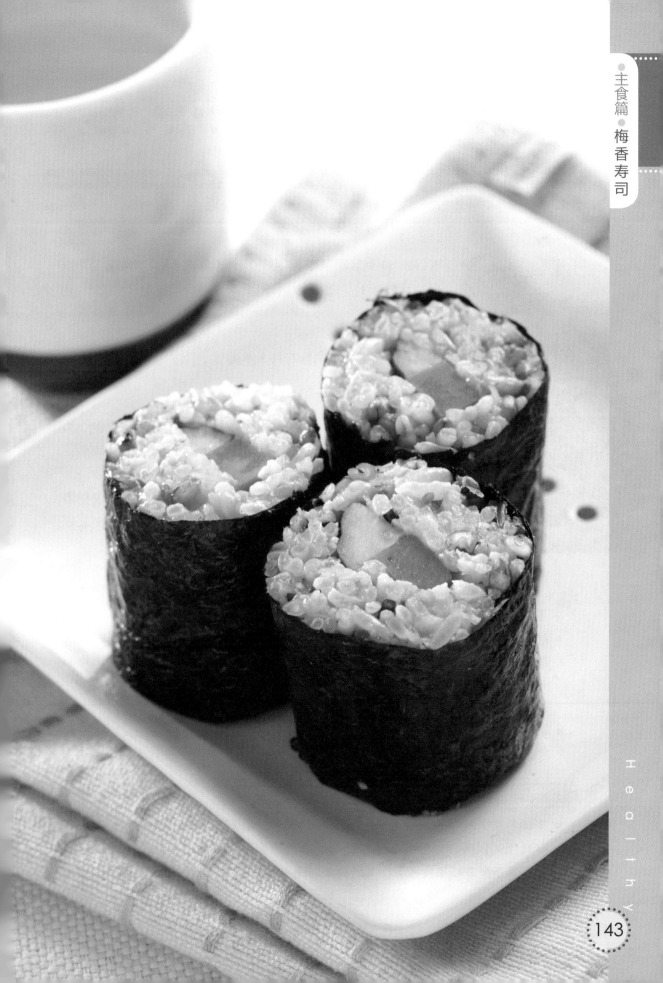

☑治疗期 ☑恢复期 *改善食欲不振·排毒

鑫鑫饭
促进食欲、增强体力、强力抗癌

热量（卡）	蛋白质（克）	脂质（克）	糖类（克）
250	6.5	3	49

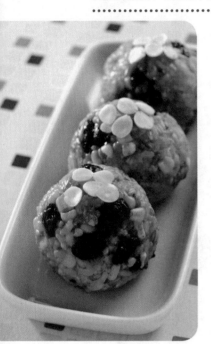

材　料
五谷米 40 克、圆糯米 10 克、罐头玉米粒 10 克、综合坚果 5 克、蓝莓果干 5 克、小红莓果干 5 克、杏仁片少许

调味料
姜黄粉 1 大匙、调味酵母粉 1 小匙

做　法
1）将五谷米及圆糯米混合洗净后，用温热水 1 碗（约 200 毫升）浸泡 2 小时以上，再放入电子锅煮成饭，取出，趁热加入姜黄粉、酵母粉拌匀后放凉。
2）把玉米粒、综合坚果混入米饭内拌匀，利用手掌或空塑胶袋，把适量的米饭，用手捏成圆形，再随意嵌上蓝莓果干及小红莓果干，最后洒上杏仁片装饰即可。

♡ 食材营养贴心小语

- 糯米共有红、白、黑糯米三种，在本食谱中用的是白糯米，而红、黑糯米铁质含量高，常作为补血益气、补充体力之用。一般人认为糯米不容易消化而且伤胃，其实这与烹调方法有关，若把糯米磨碎煮成稀粥，可补脾胃益气，但不建议将糯米做成糕饼，不只较难消化，也不适合病友食用。
- 姜黄粉含有的姜黄素为抗氧化物质，可抑制癌症。把姜黄粉加入食物中一起烹调，不只美味且具有体内环保功效，可排除毒素并具有保肝作用。

Q 烹调健康实用技巧

- 烹调中加入圆糯米是为了增加五谷米的黏性，雕塑形状也比较容易；做成圆形饭团，以两口分量的饭团较适口。在病友食欲不佳时，可用小口饭团，制造可爱造型来增加食欲。且饭团再佐以坚果、莓果，营养多多，又可补充元气。

✓ 治疗期　✓ 恢复期　* 改善口腔溃疡及嘴破

四君子免疫粥

健脾益气、强化免疫功能

热量（卡）	蛋白质（克）	脂质（克）	糖类（克）
240	6	1	52

材　料

糙米 30 克、蓬莱米 30 克、葱白头（带须根）4 根、
白术 3 钱、甘草 1.5 钱（2 ~ 3 片）、党参 3 钱、
黄芪 3 钱、茯苓 3 钱、麦门冬 2 钱、枸杞 2 钱、
红枣 2 钱（5 ~ 6 粒）

调味料

盐 1/2 小匙

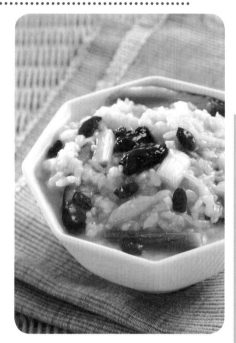

做　法

1）所有食材洗净；糙米、蓬莱米泡水 1 ~ 2 小
时后沥干水分；葱白及葱须切小段。

2）所有中药材洗净，放入电锅内锅，加入水
600 毫升，外锅加 1 杯水，用电锅熬煮，待
开关跳起时，准备米料放入一起熬煮。

3）将糙米、蓬莱米放入药汁内，外锅加 1 杯水，继续用电锅煮粥，待开关跳起
时，加入葱白及葱须，再按下开关续煮 2 分钟，最后加入盐调味即可。

♡ 食材营养贴心小语

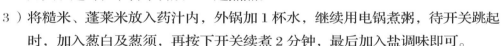

- **蓬莱米**所含的蛋白质以赖氨酸（Lysine）成分最多，极容易消化。煮成米汤可
益气养阴、润燥，治疗期病友，可利用蓬莱米粥补充营养，促进血液循环。

- 四君子汤的中药材以党参、白术、茯苓、甘草为主，再辅以黄芪、麦冬、红枣、
枸杞，以增加补气、补血功效。四君子汤可改善贫血、胃肠不适、食欲不振，
最适用于消化道肿瘤的改善如胃癌、肠癌、食道癌。若化疗或放射线治疗后
的病友嘴破、无食欲时，都可用四君子汤煮粥调养身体及增强免疫力。

Q 烹调健康实用技巧

- 食谱的药材把人参改成党参，因党参性味甘、较不热燥，不会增加嘴破症状。
糙米可选用发芽糙米，较软易吞咽。葱白及葱须必须清洗干净，以免农药残留。

三宝饭

优质蛋白、增强体力、整肠排毒

热量（卡）	蛋白质（克）	脂质（克）	糖类（克）
250	9	3	47

材料

黄豆 10 克、糙米 50 克、荞麦 10 克、橄榄油 1 毫升

做法

1）将黄豆、糙米分别洗净后，各自泡水 6 小时以上，沥干备用。

2）荞麦洗净，与泡好的黄豆、糙米及水约 135 毫升、橄榄油一起放入电子锅，煮熟，拌匀即可。

♥ 食材营养贴心小语

- 这道三宝饭可获取最佳优质蛋白质，黄豆、糙米、荞麦三者互补蛋白质及营养素，可提供更均衡的营养。

- **黄豆**含有约 35% 的大量蛋白质，而且含有多种人体必需氨基酸，有"植物肉"的称号。黄豆含铁量高，容易被人体吸收，有助于造血；而钼、锌、硒、大豆异黄酮等成分，可以抑制前列腺癌、皮肤癌、肠癌、食道癌、乳腺癌。

- **荞麦**是素食者极佳的蛋白质来源，含有氨基酸、磷、铁、B 族维生素等，含有抗氧化的多酚化合物及芸香素，能够预防癌症；而且芸香素还有保护细胞完整的作用，防止自由基的伤害，以及加强微血管的强度。而荞麦中的油酸为稳定的脂肪酸，不容易氧化为过氧化脂肪，不会损伤细胞内的 DNA，也不会引发癌症。

Q 烹调健康实用技巧

- 在治疗期，可多吃三宝饭，因为糙米 50 克就有 70 卡，相当于一碗饭的热量，能帮助迅速恢复体力。食谱中为一人份，可依比例一次烹煮大量，依糙米：黄豆：荞麦 = 5：1：1，而水：（糙米 + 黄豆 + 荞麦）=1.5：1，再分成一人份小包装，待凉后放入冷冻库，食用时取出蒸热即可。

- 荞麦容易煮熟，不需浸泡，浸泡过久反而容易糊烂。煮米时，加入少许油脂可增加糙米、黄豆的口感滑软，容易入口。

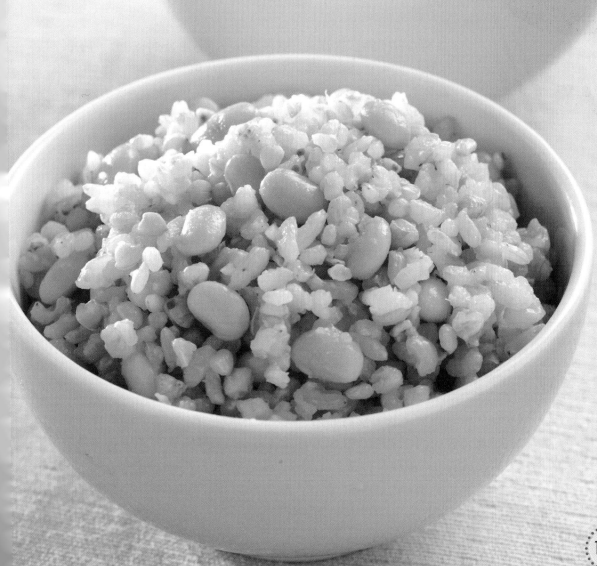

红豆物语

健脾益胃、补血补气、温补强壮

热量（卡）	蛋白质（克）	脂质（克）	糖类（克）
231	6	1	50

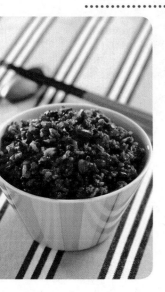

材　料

紫米 10 克、长米（在来米）10 克、野米 10 克、红豆 10 克、圆糯米 20 克

调味料

冰糖 1/2 大匙

做　法

1）所有食材洗净；将紫米、野米及红豆泡水 8 小时以上，沥干；长米、圆糯米分别洗净，泡水 2 小时待用。

2）将所有材料一起放入电子锅里，加水 90 毫升，按下开关煮熟后，再加入冰糖搅拌均匀，按下开关续煮 5 分钟即可。

♥ 食材营养贴心小语

- **红豆**是高蛋白、低脂肪的营养豆类，所含的膳食纤维，可排出体内毒素，减少致癌物的残留；含丰富铁质可帮助造血；红豆的 B 族维生素含量，是所有食物中名列前茅的，能补充体力；皂苷物质则能防止过氧化物形成，具有防癌功效。

- **野米**是生长于加拿大的有机野米，在不施肥、无污染的湖泊中成长，是癌症专家特别推荐的食物。含有纤维质可排除肠道毒物及帮助消化；还含有维生素 B_1、维生素 B_2、维生素 B_{12} 及铁质，有助于造血；且高含量锌有利于抗癌。

🔍 烹调健康实用技巧

- 可将煮好的红豆饭放入长方形容器内，冷藏硬固后再切成长条形，用糯米纸包装，可当两餐间的小点心。野米可与其他谷物或豆类一起烹煮，但需要浸泡，其浸泡后的水为墨绿色，富含叶绿素，请勿丢弃，可一起煮食。

- 食谱中的紫米：长米：圆糯：红豆比例为 1：1：2：1，而水：所有的米材料 =1.5：1，若多加水可煮成红豆粥，有利于口腔溃疡、食欲不佳时食用。

☑治疗期　☑恢复期　*补充体力·清热退火

胚芽饭

清热排毒、健脾开胃、增加元气

热量（卡）	蛋白质（克）	脂质（克）	糖类（克）
240	7	3	46

材料

胚芽米 50 克、薏仁 10 克、小米 10 克、
橄榄油 1 毫升

做法

1）所有食材洗净；将胚芽米、薏仁泡水 4
小时以上，沥干待用。

2）将泡水的胚芽米、薏仁与小米一起放入电
锅内锅，加入水 85 毫升，以及橄榄油，
接着外锅加 1 杯水，按下开关，待煮熟即可。

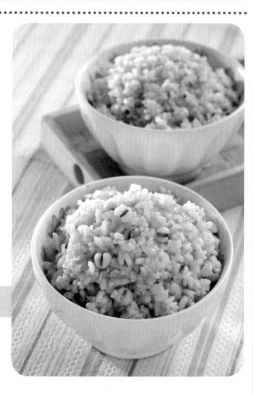

♡ 食材营养贴心小语

● **薏仁**中含有薏苡素，可解热、镇痛，还能
抑制癌细胞的生长，有效预防胃癌、肠癌、
子宫颈癌。薏仁里的 B 族维生素特别丰富，
可作为癌症术后预防移转，尤其久病体虚、
病后恢复期，可用来滋补身体、增加体力。

● **小米**富含蛋白质（尤其是色氨酸量多）、钙、铁等成分，其所含粗纤维是杂
粮作物中最低，易被人体吸收，而蛋白质及糖分吸收率极高，适合病后食用。

🔍 烹调健康实用技巧

● 煮饭时加少许油，可增加口感软度。饭可一次依比例大量烹煮，依胚芽米：
小米：薏仁＝5：1：1；而水：所有的米材料＝1.2：1，再分成一人份小
包装，待凉后放入冷冻库，食用时取出蒸热即可。

● 可多加水量煮粥，也可多加小米份量，因为小米是最易消化的米食，可修补
受损组织，最适合治疗期恢复体力。购买小米时建议选用糯小米，可增加
黏性。

青酱意大利面
优质脂质、提升体力、强力抗癌

热量（卡）	蛋白质（克）	脂质（克）	糖类（克）
270	10	9.5	36

材　料

意大利面条 40 克、红甜椒 1/4 个（约 50 克）、黄甜椒 1/4 个（约 50 克）、
鸿喜菇 30 克、西洋芹菜 30 克、橄榄油 1 小匙

调味料

青酱汁 1 大匙（做法可参照本书第 103 页）、盐少许

做　法

1）所有食材洗净；红、黄甜椒去籽后，切成细长条；鸿喜菇切除蒂头，分成小
朵；西洋芹菜刨去外表老筋后切长条，再用热水汆烫一下，沥干待用。

2）准备一锅滚水，放入意大利面，加少许油、盐，开中火，面条煮至八分熟后取出。

3）锅内加入橄榄油，微加热，放入鸿喜菇拌炒一下，再加入煮好的意大利面及
青酱汁拌炒均匀。最后加入红、黄甜椒及西洋芹，拌匀即可。

♥ 食材营养贴心小语

● **意大利面条**是用全麦面粉制成，属于低 GI 食物，可延缓血糖上升，其中含丰
富的硒元素，可将自由基清除抑制致癌物产生；而维生素 E、植酸、类黄酮则
能防止细胞癌病变；膳食纤维则能吸附致癌物质进而排出体外。

● **青酱汁**是由橄榄油、九层塔、松子搅拌而成的酱汁，油酸、油脂含量较高，
但多为健康的油脂，能抗癌及预防心血管疾病。其中橄榄油含有抗氧化的维
生素 E、β－胡萝卜素、类黄酮，而橄榄油所含的油酸不易氧化，能抑制过氧
化脂质的形成，防止自由基伤害，更具有抗癌功效。九层塔则富含维生素 A、
维生素 C 及钙、磷、铁等成分，能增进食欲、促进血液循环。

🔍 烹调健康实用技巧

● 青酱汁的用量可随个人口味调整，但带呛辣味，若有口腔溃疡的病友不宜多吃。

● 煮意大利面条时，水量要多，烹煮过程不宜再加水，而烹煮时加上少许油、盐，
煮好的面条口感较佳；煮好后不需浸泡冷水，以免增加面条黏糊性。

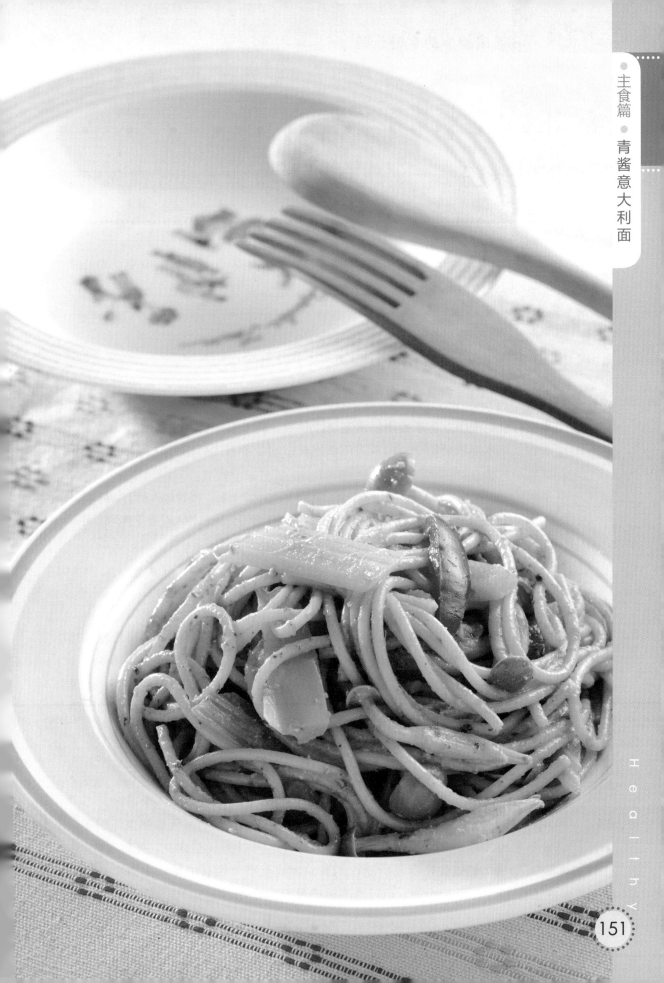

金瓜米粉

补中益气、健脾开胃、改变味觉

热量（卡）	蛋白质（克）	脂质（克）	糖类（克）
270	5	6	50

材　料

米粉 40 克、青皮南瓜 50 克、香菇 2 ~ 3 朵（约 50 克）、胡萝卜 30 克、卷心菜 100 克、橄榄油 1 小匙

调味料

糖 1/2 小匙、乌醋 1/2 小匙、酱油 1 大匙、素沙茶酱 1 大匙

做　法

1）所有食材洗净；将米粉用温水泡至微软后，沥干水分备用。

2）香菇用水泡软后切丝；南瓜去皮切粗丝；胡萝卜去皮后切细丝；卷心菜用手剥小片状。

3）起油锅，先放入南瓜粗丝、香菇丝、胡萝卜丝拌炒一下，接着加入所有调味料及水 150 毫升，待南瓜煮熟放入米粉，用筷子拌炒均匀，最后加入卷心菜拌匀即可。

♡ 食材营养贴心小语

- **米粉**是在来米磨成粉末后制成的细粉条状产品，不带黏性，较容易消化吸收，有补中益气、健脾养胃、强壮身体的功效。市面上的米粉常添加绿豆粉来增加韧性，但食用过后较容易胃胀、不易消化，所以要选用纯米制作的米粉为佳。

- **南瓜**的 β - 胡萝卜素，可转化为维生素 A，能阻止及抑制癌细胞的生长；而微量元素钴，能帮助造血；硒元素则是重要的防癌、抗癌因子；食用时请勿丢弃南瓜蕊，因其 β - 胡萝卜素含量是果肉的 5 倍。

Q 烹调健康实用技巧

- 此道食谱建议选用青皮南瓜，因其质感较硬，适合炒煮。烹调南瓜时，可带皮炒煮较不会糊烂，并加少许油脂以助吸收维生素 A，而且因根茎类淀粉多，较不易因加热而流失维生素 C；且锌含量高，对于味觉异常病友，可刺激食欲。

- 纯米粉的口感较软，容易折断，购买时建议观察外包装的标示内容物，作为判断。除了金瓜米粉外，也可煮成南瓜饭或南瓜粥。

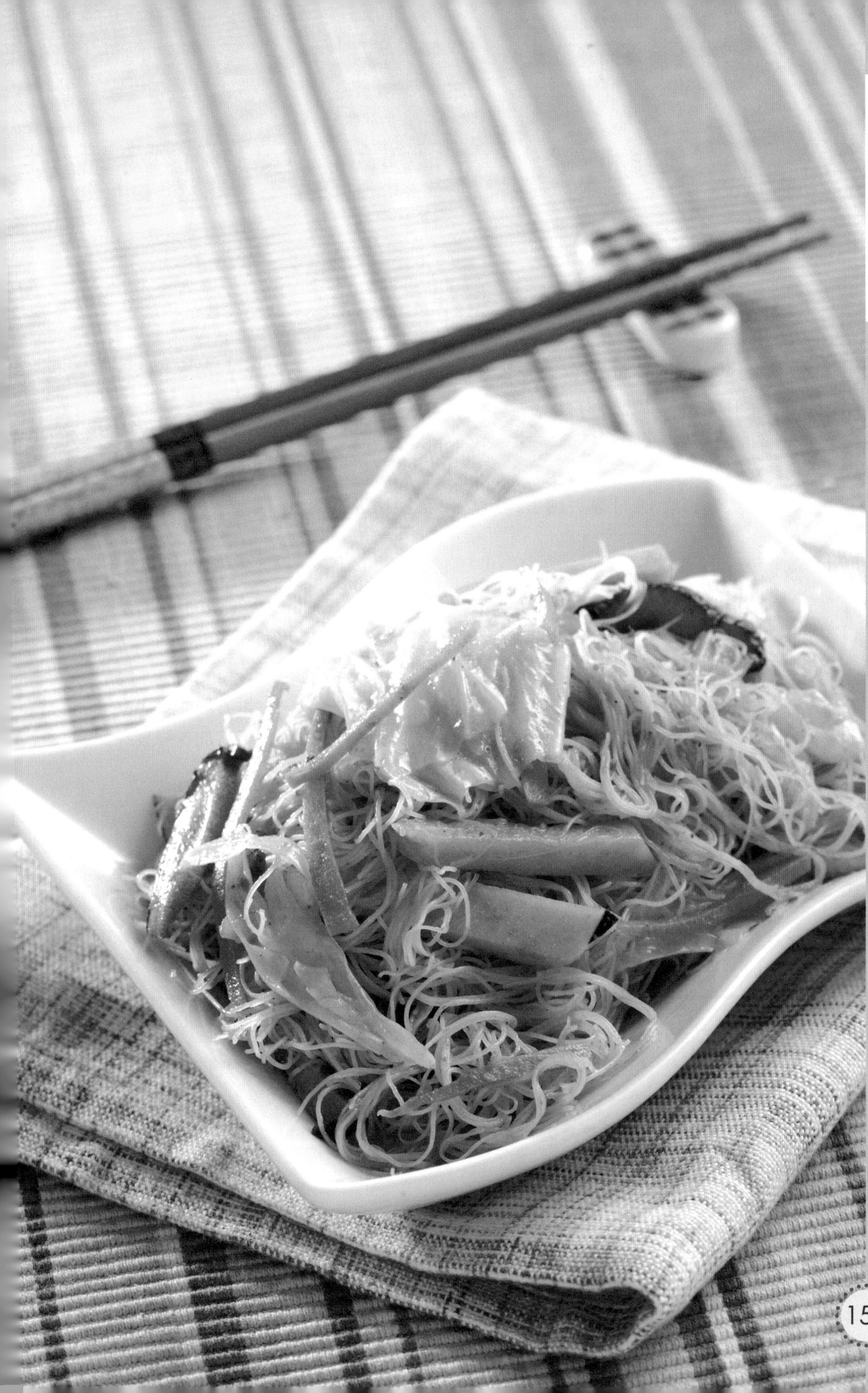

三色凉皮
强力抗癌、滋补元气

热量（卡）	蛋白质（克）	脂质（克）	糖类（克）
230	11	11.3	21

材　料

凉皮 60 克、绿豆芽 30 克、豆干 1 片（约 40 克）、芹菜 20 克、胡萝卜 20 克、干黑木耳 20 克、橄榄油 1 小匙

调味料

酱油 1 大匙、盐 1/2 小匙、糖 1/2 小匙、乌醋 1/2 大匙

做　法

1）所有食材洗净；凉皮切成 1 厘米宽条状；绿豆芽摘除头尾；豆干切薄片；芹菜摘除叶子后切段；胡萝卜去皮切丝；黑木耳用温水泡软后，切除蒂头，再切小朵。

2）起油锅，放入豆干片、黑木耳丝、胡萝卜丝快炒 2 分钟，接着加入水 100 毫升及所有调味料拌炒均匀后，加入凉皮拌炒 1 ~ 2 分钟，最后加入绿豆芽、芹菜段再拌炒约 1 分钟即可。

♥食材营养贴心小语

- **凉皮**含有与米食相同的营养素如蛋白质、维生素等，尤其是 B 族维生素含量更多；米食对肠胃功能有助益，经常食用可以益气止泻、壮筋骨、益肠胃。在治疗期的病友，可将凉皮煮得柔软，更易入口，尤其是口腔溃疡、食欲不振时，能利用凉皮增加热量、引起食欲。

- **绿豆芽**是绿豆泡水数日后发芽的芽菜，营养价值比绿豆还丰富，如维生素 B_2、β-胡萝卜素含量增加 2 ~ 4 倍；维生素 B_{12} 大增 10 倍；蛋白质转为氨基酸更容易消化。绿豆芽中的维生素 E，为抗氧化剂有利抗癌，及预防感冒、消除紧张、减轻疲劳、预防便秘等功效，但是它性味甘寒，肠胃虚寒者不宜多食；素食者平时可多摄取芽菜类补充维生素 B_{12}。

☌烹调健康实用技巧

- 烹煮这道料理时要快火拌炒，以免凉皮太常翻搅，易糊掉。无食欲、嘴破的病友，可将凉皮煮久一点，可较软嫩，方便入口。

- 绿豆芽的须根一定要剔除掉，除非是有机豆芽，否则一般容易有化学物质残留。

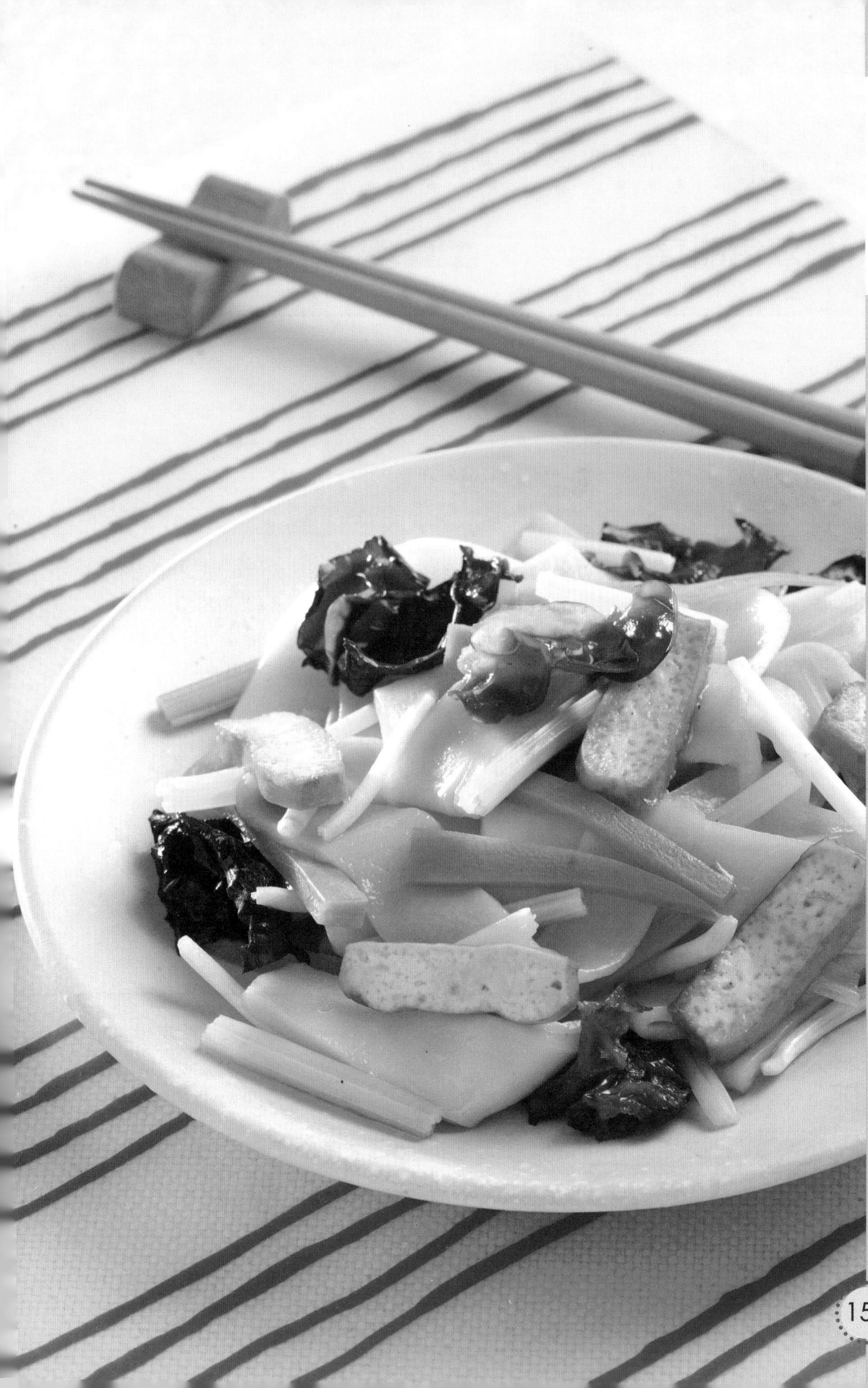

○治疗期 ☑恢复期 ＊改善胃肠胀气及补血

双色甜菜
滋补气血、消除胀气、排毒抗癌

热量（卡）	蛋白质（克）	脂质（克）	糖类（克）
117	6	1.5	20

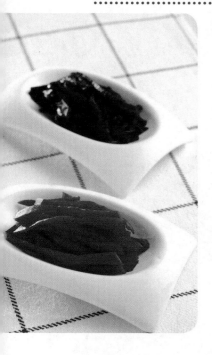

材　料
甜菜根 100 克、白萝卜 200 克

调味料
梅子浆 30 毫升、盐少许

做　法

1）所有食材洗净；将甜菜根去皮后切成约 0.2 厘米细丝条；白萝卜去皮后切成 0.3 ~ 0.4 厘米粗丝条备用。

2）甜菜根细丝直接加入梅子浆 30 毫升搅拌均匀，待其软化后放入冰箱冷藏 1 ~ 2 天即可取出食用。

3）将白萝卜粗丝用盐抓拌腌 1 小时后，用温开水冲掉盐分，再把腌过的白萝卜加入浸泡甜菜根的酱汁里，另外再加入梅子浆 30 毫升拌匀，放入冰箱冷藏后即可。

♥食材营养贴心小语

- **甜菜根**含维生素 B_{12} 及优良铁质的成分，具有造血、清血的功效，其纤维还可促进锌及矿物质吸收，能延缓葡萄糖吸收，防止血糖急速上升。甜菜根不只是天然的退烧良方，近几年医学界更将甜菜根的营养特性用于癌症病患，协助抗癌。

- **白萝卜**有十字花科蔬菜中特有的异硫氰酸盐，可加强身体排除致癌物及诱发肿瘤凋亡，对于消化道癌症如食道癌、肠癌、胃癌特别有效；另外，白萝卜内的食物纤维、木质素，同样具有抑制癌细胞的作用。白萝卜的叶子更含有丰富的维生素 A、维生素 C、钙、铁、食物纤维等，可把叶子当成青菜叶炒煮或煮汤。

🔍烹调健康实用技巧

- 此道双色甜菜适合无食欲及肠胃胀气病友食用。

- 甜菜根浸泡在酱汁的时间愈久愈入味，放在冰箱冷藏可保存 7 天；白萝卜丝用腌甜菜根的酱汁浸泡后，颜色呈现粉红，非常亮丽可口。

Side Dishes
绿意沙拉　**副食篇**　〇治疗期　☑恢复期　＊改善食欲不振及口腔溃疡

绿意沙拉

恢复体力、修补组织、抗氧化抗癌

热量（卡）	蛋白质（克）	脂质（克）	糖类（克）
136	8	1.5	23

材 料

小黄瓜 50 克、豌豆苗 30 克、莴苣 50 克、芭乐 50 克、
毛豆仁 30 克

调味料

绿茶优格酱 30 毫升（做法可参照本书第 109 页）

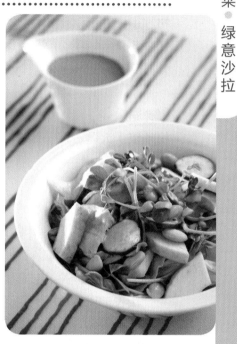

做 法

1) 所有食材洗净；小黄瓜擦干水分后切成薄圆片；豌
豆苗沥干水分；莴苣剥成小片状；芭乐切成薄片状。

2) 起一锅滚水，将毛豆仁汆烫至熟后捞出，冲冷
水，沥干水分。

3) 准备盘子，把莴苣片、芭乐片铺底，再放上小黄瓜
片、豌豆苗、毛豆仁，最后淋上绿茶优格酱即可。

♡ 食材营养贴心小语

● **小黄瓜**具清血、消肿等功效，可改善咽喉肿痛、口腔炎等，癌症病友若口腔
溃疡、嘴破，可将小黄瓜捣碎或磨汁饮用。小黄瓜根部含有大量苦味素，具
抗癌作用。

● **毛豆仁**中的蛋白质以脯氨酸最多，而维生素 C 的高含量，相当于柑橘类的含
量。而毛豆仁所含的食物纤维是蔬菜中含量最高的；还含有抗癌作用的大豆
异黄酮及 β - 胡萝卜素。其中脯氨酸及天冬氨酸成分，让煮过后的毛豆仁具
有甜味及坚果味，是香味特殊的豆类蔬菜，可刺激病友食欲。

● **绿茶**含有抗氧化物的儿茶素，有助抗癌；**优格**含有酵素及微生物，其所含的
益生菌可增加免疫力及改善消化功能。

ᯤ 烹调健康实用技巧

● 此道食谱选用的食材皆为绿色蔬果，含丰富的叶绿素、叶酸及维生素 C，能修
补受损组织。蔬果食材必须将水分彻底沥干后，才能淋上酱汁，避免太多水分，
影响味道；绿茶优格酱另外可用芥末酱加优格调成酱汁替代，另有一番风味。

157

○治疗期 ☑恢复期 * 清热退火·补充体力

彩拌若芽藻

补血补气、排毒、预防骨质疏松

热量（卡）	蛋白质（克）	脂质（克）	糖类（克）
136	10	0.4	23

材 料

洋菜 5 克、红藻 10 克、干燥绿藻 10 克、胡萝卜 30 克、苹果 100 克、
紫甘蓝 50 克

调味料

梅子浆 1 大匙、梅子醋 1 小匙

做 法

1）所有食材洗净；将洋菜切段，与红藻及绿藻一起泡温开水，3 ~ 5 分钟至软后捞起，沥干；胡萝卜及苹果分别去皮，切细丝；紫甘蓝切细丝备用。

2）起一锅滚水，放入少许油，将胡萝卜丝氽烫至熟后取出，放凉。

3）把泡好的洋菜、红藻和绿藻铺于盘底，再把胡萝卜丝、苹果丝、紫甘蓝摆上，接着把所有调味料调匀，食用前再倒入材料里一起拌匀即可。

♥ 食材营养贴心小语

- **红藻**及**洋菜**皆属海藻类食物，有丰富的 β - 胡萝卜素、钙、磷、铁、钾、碘等成分，其中所含的 β - 胡萝卜素，具有抗氧化抗癌作用；褐藻多糖（Fucoidan），则可促进癌细胞凋亡；硒微量元素，则是最佳抗癌成分；海藻酸钠（Sodium alginate），则能降低骨骼吸收幅射微粒，可抵抗幅射环境污染物。

- **紫甘蓝**含有丰富的花青素、钙、镁、钾、维生素 C、维生素 K 及 β - 胡萝卜素、叶黄素、玉米黄素等成分。花青素即为类黄酮素，其抗氧化功效居于首位，具抗氧化、抗自由基能力，以及抗发炎、抑制过敏反应。紫甘蓝的纤维素含量也很高，同时也是低热量食物，可经常食用。

🔍 烹调健康实用技巧

- 此道彩拌若芽藻最适合夏季开胃，做好后可先放冰箱冷藏 1 ~ 2 小时再取出食用。但需注意化疗治疗期，不适合食用，唯有在恢复期时，多食用有助排毒。

- 胡萝卜含有脂溶性维生素，氽烫时加点油，有助于维生素 A 释出，也让外观较亮丽。

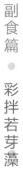

Healthy

○ 治疗期　⊘ 恢复期　＊ 改善食欲不振及睡眠

五色沙拉
强力抗氧化、抗癌、补充元气

热量（卡）	蛋白质（克）	脂质（克）	糖类（克）
151	8	7	14

材　料

生菜 100 克、红甜椒 30 克、黄甜椒 30 克、花椰菜芽 20 克、紫甘蓝 30 克、奶酪丝 10 克、苏打饼干 20 克

调味料

柠檬汁 1 小匙、红酒醋 2 大匙、橄榄油 1 小匙

做　法

1）所有食材洗净；将生菜沥干，撕成片状；红、黄甜椒去籽，切细条状；花椰菜芽沥干水分；紫甘蓝沥干水分切成细丝；苏打饼干压成碎粒状备用。

2）将生菜铺在盘底，接着把红甜椒条、黄甜椒条、花椰菜芽、紫甘蓝丝及奶酪丝交替摆入，最后撒上苏打饼干碎粒。

3）将所有调味料混合搅拌均匀，食用时淋在沙拉上即可。

♡ 食材营养贴心小语

- **生菜**能够耐低温，生长期间病虫害少，几乎可以不使用农药，故称为"放心蔬菜"，能改善消化道及肝脏功能，还可刺激消化液分泌进而增进食欲。生菜含钾量高，防止心脏病及高血压病变；含少量碘，有调节情绪、缓解紧张及有助改善睡眠。另外，还含有抗癌功能的玉米黄素、叶黄素、β－胡萝卜素及叶酸。

- **红甜椒**含有抗癌的 β－胡萝卜素、茄红素、维生素 C、槲皮素，亦可中和自由基。还有辣椒素，可促进唾液与胃液分泌，刺激肠蠕动及消除疲劳，恢复体力、提振食欲；香豆酸能结合硝酸盐，抑制致癌性的硝酸铵，防止胃癌。

- **花椰菜芽**与花椰菜营养成分相同，含有抗癌成分萝卜硫素及吲，可抗乳腺癌、子宫内膜癌，而且发芽芽菜所含的抗癌成分更高于花椰菜。不过，芽菜较适合生食，故治疗期的病友不建议食用。

🔍 烹调健康实用技巧

- 沙拉必须趁食材新鲜时立即食用，才能吃出蔬菜的脆感与新鲜度。
- 调味酱汁可依红酒醋：柠檬汁：橄榄油＝ 6：1：1 比例增加调整。调味酱汁可使用本书第 104 页的"油醋酱汁"或第 107 页的"凯撒沙拉酱"替代。

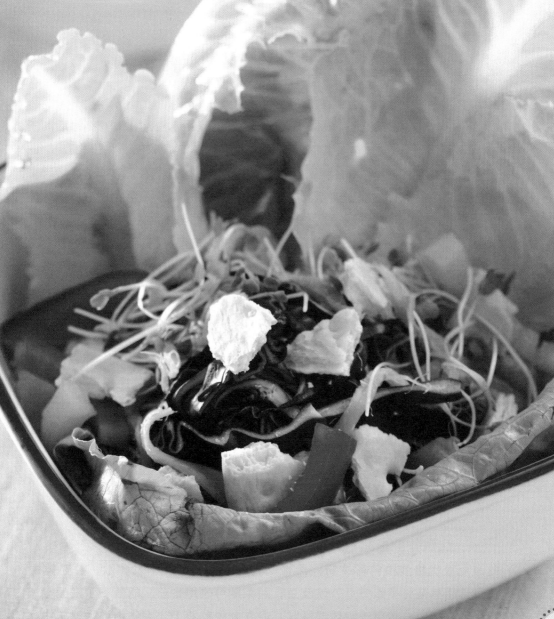

○治疗期　⊘恢复期　＊改善食欲不振·补充体力

豆豆优格沙拉

提供优质蛋白质、修补受损组织、恢复体力

热量（卡）	蛋白质（克）	脂质（克）	糖类（克）
164	13	2.2	23

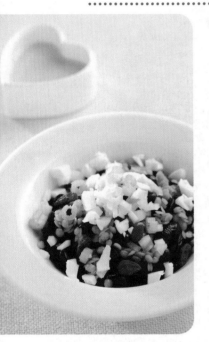

材　料

花豆 10 克、黑豆 10 克、扁豆 5 克、熟蛋白 1/2 个、洋葱 1/4 个、芹菜 40 克、枸杞 5 克

调味料

新鲜柳橙汁 20 毫升、原味优格 30 毫升

做　法

1）所有食材洗净；花豆、黑豆用水浸泡 4 ~ 6 小时后沥干，放入电锅外锅放 1 杯水，蒸熟后取出。将蛋白切成细末状；洋葱去膜后，切成小丁状；芹菜摘除叶子，切碎末。

2）起一锅滚水，将扁豆余烫 4 ~ 5 分钟至熟后取出，放凉。

3）把花豆、黑豆、扁豆、蛋白末、洋葱末混合拌匀，盛入盘中，接着撒上芹菜末、枸杞。将调味料混合拌匀成柳橙优格，最后淋在豆豆沙拉上即可。

♥ 食材营养贴心小语

- **豆类**含丰富蛋白质，1 杯豆子就含有 15 克的植物性蛋白质，含有许多抗癌成分如薯蓣皂（Diosgenin），能抑制癌细胞增生，降低肿瘤生长速度；蛋白质酶抑制剂更具有降低癌细胞分裂速度的功效。

- **小红豆**为豆类中抗氧化能力最高的食物，次之为花豆、菜豆。中医观点，花豆具有利水除湿、消肿解毒等功效；黑豆营养素与大豆相同，其中铁质与维生素 A 含量高，可补脾益胃、强壮身体；扁豆的蛋白质、纤维质、叶酸含量多，并含有锰元素，对于成长、生育、伤口愈合及加强代谢糖分、胰岛素与胆固醇皆有益。

🔍 烹调健康实用技巧

- 此道豆豆优格沙拉色彩缤纷，可帮助食欲不振的病友引发食欲，补充体力。还可选用其他豆类如黄豆、埃及豆；蔬菜则可改用番茄、胡萝卜丁搭配。

- 留用的蛋黄压碎后用干锅炒成酥状，撒在余烫菜肴上，可作为提香调味料。

薏仁香松

健脾开胃、清热解毒

热量（卡）	蛋白质（克）	脂质（克）	糖类（克）
143	8	3.5	20

材　料

薏仁 5 克、荸荠 20 克、生菜叶 30 克、
西洋芹菜 20 克、葡萄干 5 克、小红莓果干 5 克、
松子 3 克、杏仁片 5 克、牛蒡香松 1 小匙

调味料

柠檬汁 10 毫升、原味优格 30 毫升

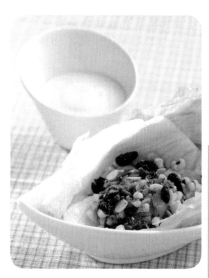

做　法

1）所有食材洗净；薏仁泡水 4～6 小时后，放入电
　　锅加少许水，外锅加水 1 杯，煮 10 分钟以上至熟。

2）将荸荠去皮后，压成碎粒状；生菜叶擦干后，
　　剪成小圆形碗状；西洋芹菜去除老皮，切成小丁。

3）起一锅滚水，放入西洋芹菜氽烫 1 分钟，捞出沥干。生菜叶盛盘放上所有材
　　料，撒上牛蒡香松，食用时淋上调匀的柠檬优格酱即可。

♡食材营养贴心小语

● **薏仁**中的薏以酯具抗癌作用，有助预防肺癌、胃癌、肝癌、肠癌等。薏仁滋补
　性强，更具有消炎、镇痛作用，也可用于癌症手术后防止转移或营养补充品。

● **荸荠**含大量淀粉、蛋白质、维生素 A、维生素 B_1、维生素 B_2、维生素 C 及钙、磷、
　铁等成分，其中不耐热的抗菌成分，能抑制流感病毒，对大肠杆菌及金黄色
　葡萄球菌、绿脓杆菌有抑制作用。另外，荸荠含抗癌活性物质，可利用荸荠
　食疗改善疾病，如荸荠汁可治咽喉肿痛及改善口腔溃疡不适；荸荠加甘蔗汁，
　有清热、消炎、生津止渴、预防流感等功效。

Q烹调健康实用技巧

● 此道薏仁香松设计为中菜西吃，营养丰富且不油腻，非常适合恢复期的癌症
　病友食用。而化疗期的病友，荸荠食用前建议先用开水氽烫较为合适，以免
　生食对身体有不良影响。为了病友的食品安全，西洋芹菜要烫过再食用比较
　妥当。

菜根香

提升免疫力、补充体力

热量（卡）	蛋白质（克）	脂质（克）	糖类（克）
165	5	1.5	33

材料

白萝卜 100 克、胡萝卜 50 克、马铃薯 50 克、芋头 50 克、甜菜根 50 克

调味料

酱油膏 1 大匙、味噌梅子酱 1 大匙

做法

1）所有食材洗净去皮后，切成 2 ~ 3 厘米大小的滚刀状。

2）将白萝卜块、胡萝卜块、马铃薯块、芋头块放入同一蒸盘内，甜菜根块放在另一蒸碗中，一起放入电锅内，外锅加 1/2 杯水，蒸熟。

3）所有材料蒸熟后装盘，附上酱油膏、味噌梅子酱蘸食即可。

♥ 食材营养贴心小语

● **马铃薯**含维生素 B_1、维生素 C 及钾、蛋白酶等成分，不含脂肪但热量高（每 100 克 81 大卡），可健脾益气，强化免疫。马铃薯中的维生素 C，加热后不会被破坏，人体更易吸收；钾含量高，有"钾之王者"美称，可调整细胞膜渗透压平衡，消除水肿，防止高血压、心脏病；蛋白酶成分，可抗病毒及防止细胞变质。

● **芋头**含丰富的维生素 B_1、维生素 B_2、钙、铁、钾等成分，能改善胃肠机能，因不含龙葵碱，比较容易消化，非常适合胃肠疾病及恢复期病友食用，但含淀粉量多，多吃容易胀气，肠胃虚弱者宜谨慎选用。其所含黏液成分，能促进唾液分泌，促进消化、增进食欲，因此治疗期病友在食欲不振时，可熬成芋泥粥或煮汤。

🔍 烹调健康实用技巧

● 此道菜根香可吃出食物原味，尤其在冬天时趁热吃，可增加身体暖意，促进血液循环。根茎类食材加热后所含的淀粉变为糊状，具有保护作用，可减少维生素 C 加热后的破坏及流失，可保存更多维生素 C。

● 甜菜根与其他材料分开放，是为了避免蒸时其他材料被染色，影响菜肴美观。蘸酱可随个人喜好，如酱油膏中可加入蒜末，增加香气。

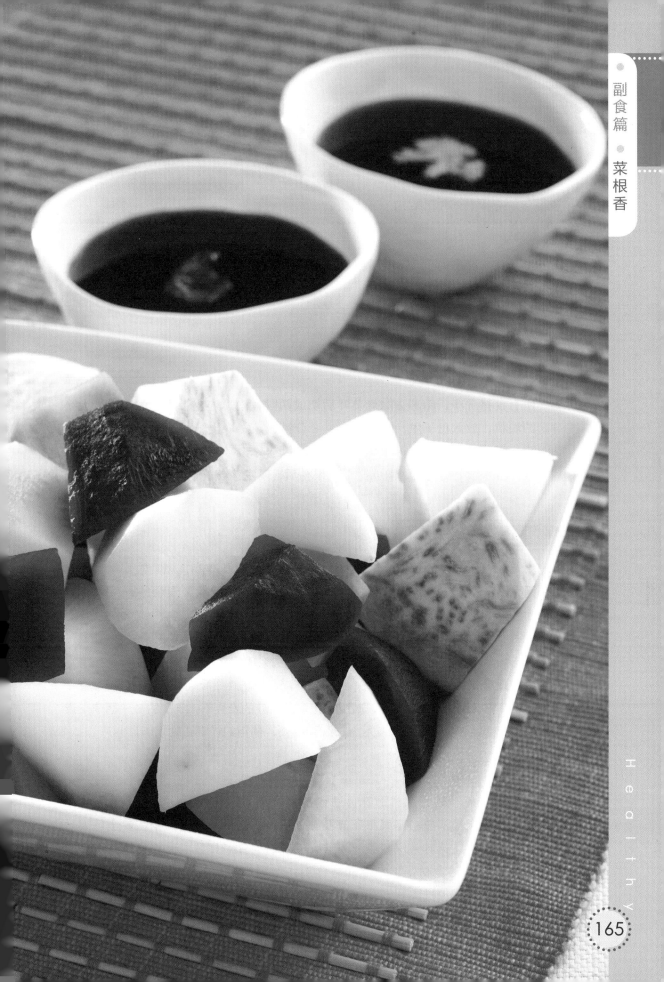

☑ 治疗期　☑ 恢复期　* 改善肠胃及食欲不振

山苏南瓜

抗氧化、抗癌、活血解毒、利尿

热量（卡）	蛋白质（克）	脂质（克）	糖类（克）
136	6	5	17.5

材　料

山苏 100 克、红皮南瓜 150 克、熟白芝麻 5 克、坚果粉 5 克

调味料

发芽芝麻酱 1 大匙、酱油膏 1 大匙

做　法

1）所有食材洗净；山苏去除老茎叶后切成两段；南瓜连皮带籽切成 3 厘米大小的块状，放入盘子里，隔水蒸 5 ~ 8 分钟，蒸熟取出。

2）起一锅滚水，放入山苏氽烫熟后取出，沥干水分。将煮熟后的山苏、南瓜装盘，山苏撒上白芝麻，南瓜撒上坚果粉后，以发芽芝麻酱、酱油膏蘸食即可。

♡ 食材营养贴心小语

- 南瓜与山苏的搭配，有益于病友肠胃道的滋补，以及提高抗癌功效。

- **山苏**是虫不爱吃的植物，所以不需喷洒杀虫剂，是健康又安全的野菜之一。而且富含维生素 A、钙、铁、钾、纤维质及叶绿素等成分，其中钾含量高，可预防高血压及糖尿病；纤维质及叶绿素，皆具有防癌作用。

- **南瓜**与大蒜、洋葱同属顶级的抗癌食物。含有抗癌植化素如 β-胡萝卜素、叶黄素、玉米黄素等成分；其中的甘露醇，具通便作用，可防止结肠癌发生；含分解致癌物亚硝氨（Nitrosamine）的酵素，减少消化系统癌症的发生率；丰富的 β-胡萝卜素可转化为维生素 A，能抑制及阻止癌细胞增长，使组织恢复正常功能。

🔍 烹调健康实用技巧

- 红皮南瓜口感较软，又具甜味，适合蒸煮，蒸煮时需带籽，营养不流失；坚果粉最好能自己买整粒坚果来压碎制成，可减少黄曲霉素的污染，安全可靠。

- 选购山苏时，宜选叶片深绿肥厚为佳，清洗时，注意尾端卷曲处要拉开洗净。山苏是高抗氧化食材，化疗期间可食用，但因有轻泻作用，故肠胃虚弱者不宜。可用氽烫或凉拌方式，佐以少许调味料，吃出原味的清脆爽口。

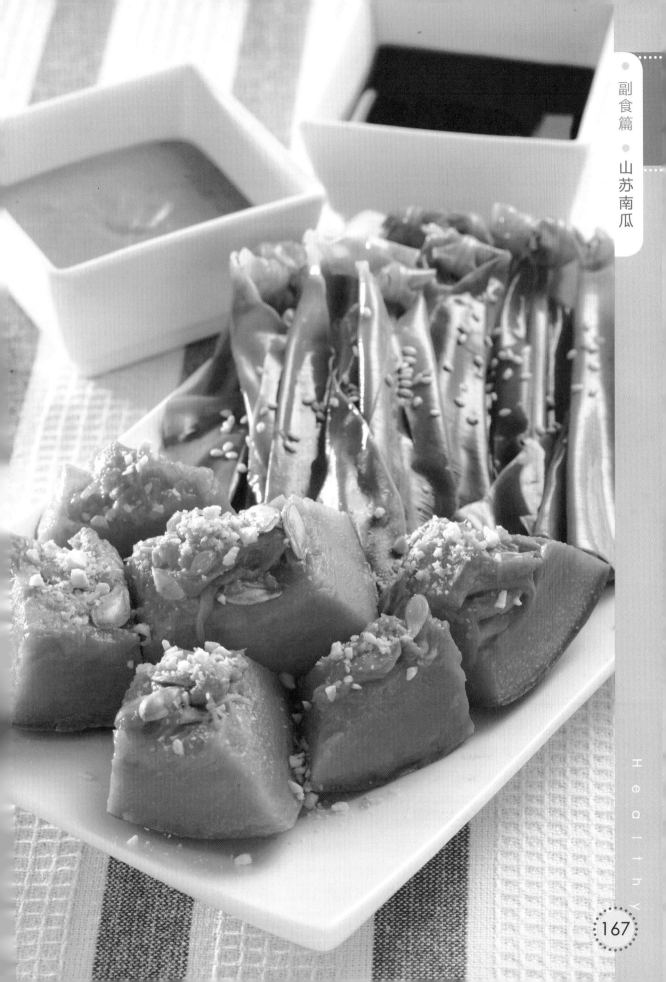

☑治疗期　☑恢复期　* 改善食欲不振·清热退火

番茄烩苦瓜
刺激食欲、抗氧化抗癌

热量（卡）	蛋白质（克）	脂质（克）	糖类（克）
158	10	5.6	17

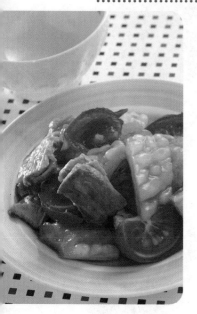

材　料
番茄 1 个（约 150 克）、苦瓜 1/3 个（约 100 克）、
豆包 1 片（约 30 克）、橄榄油 1/2 小匙

调味料
番茄酱 1 大匙、调味酵母粉 1 小匙

做　法
1）所有食材洗净；将番茄去蒂后切成 6 个半月形片；苦瓜去
籽后切块；豆包微冲水后，切成 4 小片，擦干水分备用。
2）起油锅，放入豆包片以中火煎成微金黄色后取出，再利用
锅里的余油，放入番茄、苦瓜一起拌炒，接着加入番茄酱
及水 100 毫升煮 5 分钟，再加入煎好的豆包及酵母粉调味
即可。

♡ 食材营养贴心小语

- 此道番茄烩苦瓜，利用番茄、豆包及苦瓜三者搭配，成为强力的抗癌食谱，恢
复期的病友可经常食用，调养身体，尤其夏天是苦瓜盛产季节，更能清热消暑。
- **番茄**中的茄红素，能清除自由基、保护细胞、防止癌变，更能降低罹患前列腺
癌的风险，亦可预防结肠癌、肺癌、胃癌、食道癌等。但茄红素为脂溶性营养素，
用油烹调才容易让人体吸收。酚酸则可抑制体内亚硝氨的形成，预防癌症。
- **豆包**含有大豆蛋白、皂苷、卵磷脂、大豆异黄酮等营养素，其大豆蛋白质最容易
被人体消化吸收；而大豆异黄酮则具有类似女性雌激素的功能，有抗氧化作用，
可预防乳腺癌、子宫内膜癌及改善更年期障碍、预防停经后妇女骨质疏松症。

◎ 烹调健康实用技巧

- 此道食谱可用玫瑰盐取代调味酵母粉来调味。绿色苦瓜口感较脆，白色苦瓜
颗粒较大、苦味较淡，可依自己喜好来选用；豆腐可代替豆包，煎成黄色质
地更柔软，更适合口腔溃疡、无食欲的病友，帮助开胃及暖胃。

☑治疗期　☑恢复期　* 改善食欲不振及口干舌燥

石莲山药

健脾开胃、清热解毒、提升免疫力

热量（卡）	蛋白质（克）	脂质（克）	糖类（克）
130	5	6	14

材　料

石莲花 10 片（约 60 克）、山药 50 克、
枸杞少许（约 5 克）

调味料

发芽芝麻酱 10 毫升、酱油 10 毫升、东炎酱汁 15
毫升、沙拉酱 10 毫升

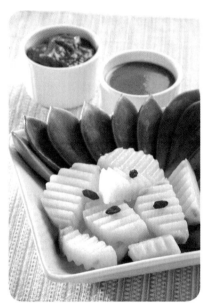

做　法

1）所有食材洗净；山药去皮，切成 1 ～ 2 厘米厚
　　的波浪片状备用。准备一锅滚水，先放入石莲
　　花汆烫一下后捞起，浸泡冷开水至凉；再放入
　　山药汆烫至七分熟后捞起，冲泡冷开水至凉。

2）将石莲花、山药片沥干水分后装盘，撒上枸杞，
　　附上两种蘸酱，一种是发芽芝麻酱与酱油调匀，适合蘸食山药；另一种是
　　东炎酱汁加沙拉酱调匀，适合蘸食石莲花。

♡ 食材营养贴心小语

- **山药**含有黏蛋白及淀粉酶、皂苷、氨基酸、氧化酶等成分，是病友恢复期的滋补
　圣品。另外，山药含有丰富的淀粉酶、糖质分解酵素，非常适合胃肠虚弱的病友。

- **石莲花**属于碱性食物，含丰富 B 族维生素，可恢复疲劳增强体力，滋养肝细胞，
　所含抗氧化成分及特殊活性，可促进肝代谢功能，具有抗癌、抗病毒作用。另含
　有多糖体，可提高免疫机能，增加白血球及提升抵抗力。如果日常利用石莲花保
　健，可将石莲花 2 ～ 3 两（约 100 克），加蜂蜜 2 大匙及水 250 毫升打汁饮用。

Q 烹调健康实用技巧

- 发芽芝麻酱加酱油调成酱汁性较温热，适合蘸食山药可温暖身体；石莲花性
　凉，适合蘸食热性的东炎酱汁，这样可以中和性味，不会过凉或过燥。

- 化疗期体质较虚热，可食用石莲花退火；且果肉多汁，适合口干舌燥的病友食用。

Healthy

169

○治疗期　☑恢复期　＊改善味觉异常·抗氧化

彩色蒟蒻
排毒抗癌、舒压助眠

热量（卡）	蛋白质（克）	脂质（克）	糖类（克）
135	6.5	3	21

材　料
蒟蒻 50 克、红甜椒 60 克、黄甜椒 60 克、胡萝卜 30 克、甜豆 30 克、
百合 50 克、橄榄油 1/2 小匙

调味料
素蚝油 1 小匙

做　法
1）所有食材洗净；蒟蒻切成 2 ~ 3 厘米薄片，用开水汆烫 3 ~ 5 分钟；红、黄甜椒
去籽，切成斜片状；胡萝卜去皮后切片；甜豆撕除两旁老筋；百合剥成一片一片。

2）起一锅滚水，分别放入胡萝卜片、甜豆及百合汆烫至熟，捞起沥干水分备用。

3）起油锅，先放入蒟蒻片用大火快炒，再加入素蚝油及水 100 毫升煮 2 ~ 3 分
钟，接着加入红甜椒片、黄甜椒片、胡萝卜片，甜豆及百合，拌炒 1 ~ 2 分
钟即可。

♥ 食材营养贴心小语

- **蒟蒻**主要成分为葡甘露聚糖（Glucomannan），遇碱就会凝固成为蒟蒻，含水
分为 97%，是低热量食品，在临床上对肥胖、高血脂、动脉硬化症具有预防保
健作用。蒟蒻所含的膳食纤维无法被人体消化吸收，会直接到达肠道吸收肠内
代谢废物排出体外，减少致癌物存留在肠内，避免胃癌及结肠癌。但因蒟蒻无
其他营养素，所以食用时必须搭配其他蔬果，以达有效均衡的营养摄取。

- **百合**的鳞茎含有丰富蛋白质、淀粉、秋水仙碱及 β - 胡萝卜素等成分，药用价值
高，可改善因癌症引起的精神焦虑、不安，以及治疗不适；另外，还能抑制黄曲
毒素致癌突变作用，促进巨噬细胞的吞噬功能，提高免疫力。其中所含的秋水仙
碱成分，可抑制癌细胞；生物碱成分则能促进白血球生长，预防白血球减少。

🔍 烹调健康实用技巧

- 蒟蒻本身没有味道，必须吸取酱汁才能更美味，食谱中使用素蚝油，也可使
用其他酱料如番茄酱、素沙茶酱等。

- 食材中的百合需要煮熟食用，煮熟的新鲜百合略带苦味，苦中带甜、甜而生津。

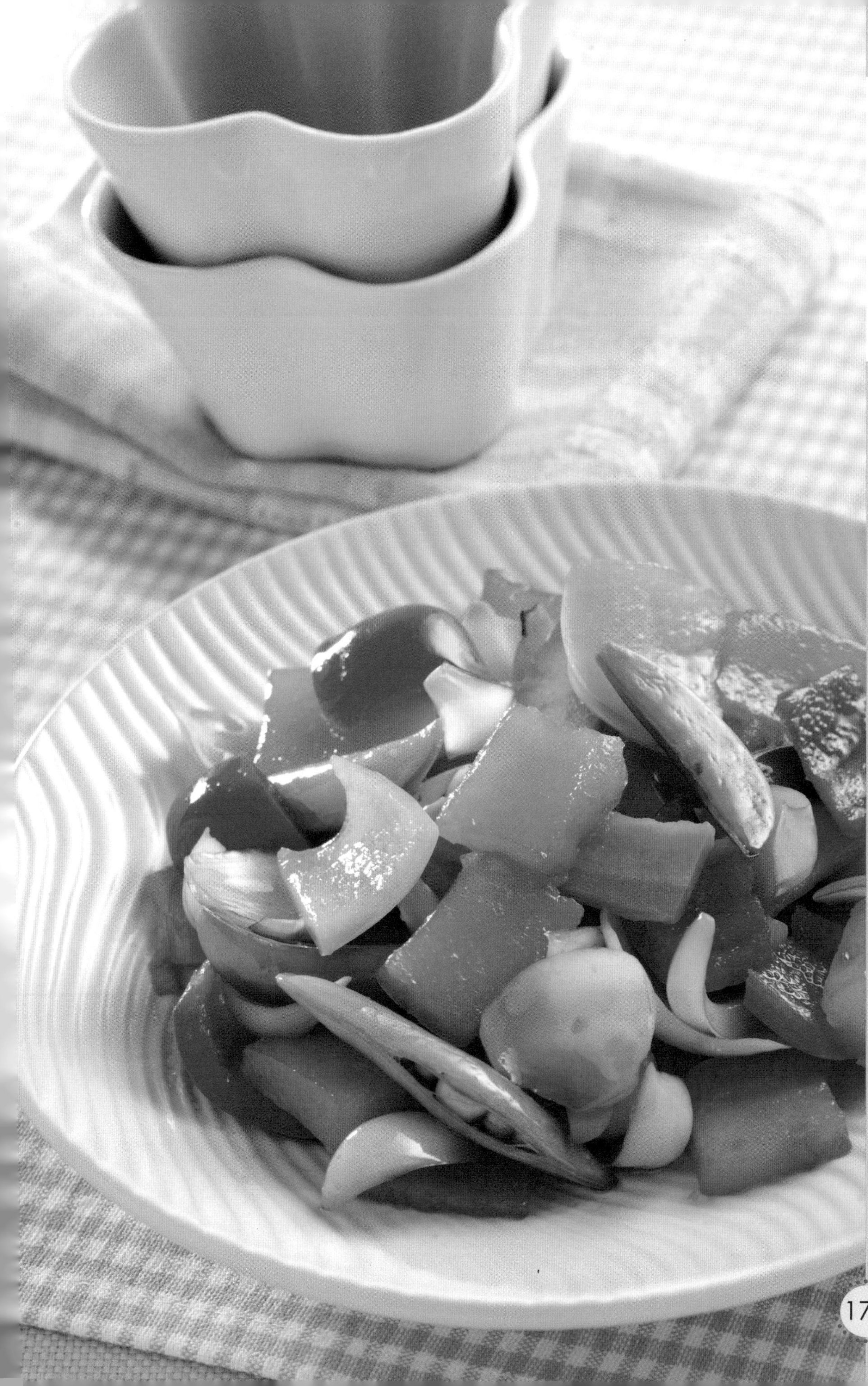

☑治疗期 ☑恢复期 * 改善食欲不振及味觉异常

东炎卷心菜

抗癌、抗氧化、补血补气

热量（卡）	蛋白质（克）	脂质（克）	糖类（克）
122	3	6	14

材 料

卷心菜 200 克、干黑木耳 50 克、橄榄油 1 小匙

调味料

市售东炎酱 1 大匙、调味酵母粉 1 小匙

做 法

1）所有食材洗净；卷心菜用手剥成小片状；黑木耳泡水 1 小时后，切除蒂头，再分成小朵状备用。

2）起油锅，先放入黑木耳拌炒 1～2 分钟，再加入卷心菜，拌炒均匀后加水 2 大匙，待卷心菜软化时，加入东炎酱及调味酵母粉调味即可。

♡ 食材营养贴心小语

● **卷心菜**含有许多抗癌成分，如吲哚可加速致癌物的解毒，预防大肠癌、胃癌、乳腺癌；膳食纤维，可作为肠道的清道夫；维生素 U，可加速胃黏膜的修复。若是清洗得当，卷心菜生吃最为理想，所含的异硫氰酸盐类不加热可保存较多营养，更具有抗癌、抗氧化功效。

● **黑木耳**为优质的胶质食用菌，可改善便秘、贫血，含有丰富的甘露聚糖、葡萄糖、木糖、磷、钙、类胡萝卜素、维生素 B_1、维生素 B_2、卵磷脂及人体所含的 8 种氨基酸。木耳所含的多糖，可增进身体免疫力，降低癌细胞活性；所含的胶质，可吸附肠道内的残渣，有清肠排毒功效。对于身体虚弱及中老年人，建议可多食用黑木耳；而身体虚弱、贫血形瘦的癌症病友，亦可用黑木耳加上红枣及粳米，烹煮黑木耳红枣粥，调养身体之用。

🔍 烹调健康实用技巧

● 此道东炎卷心菜味道微辣，适合食欲不振、肠胃消化不良时的病友食用；还含有丰富钙质及铁质，非常适合化疗病友食用，但若有嘴破症状时，则不宜。

● 卷心菜可利用手剥成片状，可帮助口感更为清脆。

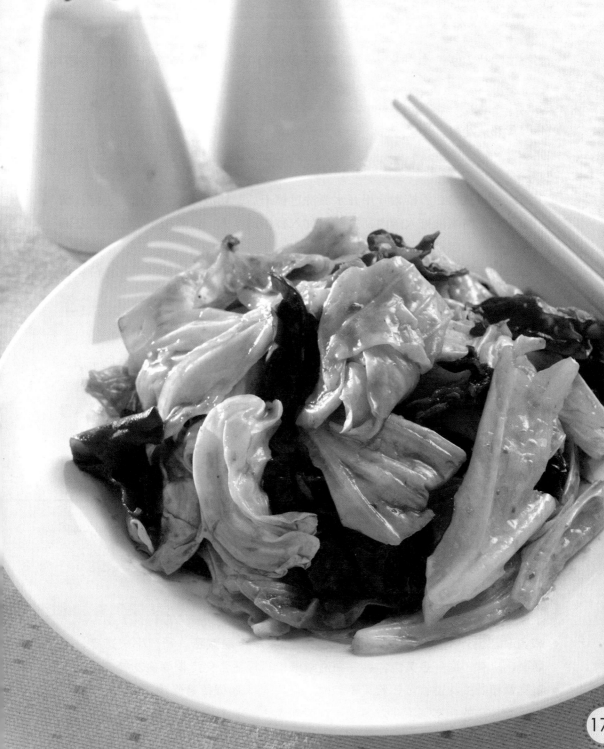

☑ 治疗期　☑ 恢复期　* 改善味觉异常·补充体力

香椿烘蛋
提供优质蛋白质修补组织、恢复体力

热量（卡）	蛋白质（克）	脂质（克）	糖类（克）
176	13	12	4

材　料
新鲜香椿嫩叶 20 克、红甜椒 20 克、罐头玉米酱 10 克、蛋 1 个、橄榄油 1/2 小匙

调味料
调味酵母粉 1 小匙

做　法
1）所有食材洗净；香椿嫩叶用开水漂洗过擦干后，切成碎末；红甜椒去籽，切小丁状。将蛋液打入碗内，打散后加入香椿嫩叶末、红甜椒丁、玉米酱及调味酵母粉一起拌匀。

2）起油锅，倒入拌好的蛋液，用小火煎烘 10 ～ 15 分钟（可加锅盖），待烘蛋微金黄色后即可。

♥ 食材营养贴心小语

- **香椿**的蛋白质含量，位居蔬菜之首，丰富的维生素及类胡萝卜素，有助于增进免疫功能，也是最佳的抗氧化食物。而其中的挥发性有机物（Volatile organic compound, VOC），可健脾开胃、促进食欲，但是香椿叶的硝酸盐含量高，进入胃内易转为亚硝胺，食用时必须加热汆烫，且不可过量食用，每餐 30 ～ 50 克为宜。

- **蛋**中的蛋白质组成，与人体蛋白质组成相似，人体吸收率相当高，属于优质蛋白质，而且几乎含有人体所需营养素，每天一颗蛋可即时补充流失的养分。蛋中的维生素 B_2，可氧化分解人体的致癌物质；维生素 A 及硒、锌微量元素，皆具有抗癌效果；蛋白质成分，可修复受伤的肝脏组织；卵磷脂，可促进肝细胞再生，增强肝的代谢及免疫功能。所以当癌症病友体质虚弱、营养不足时，可以蛋为第一选择，烹调时以水煮蛋最为健康。

Q 烹调健康实用技巧

- 烹调时，蛋汁不要一次倒太多，以免蛋片太厚不易煮熟。利用小火烹煮，不翻面，只有一面呈金黄色，另一面滑嫩顺口，极适合化疗期间病友补充体力。

- 新鲜香椿叶的味道香浓，若买不到时，可用 1 大匙香椿酱代替。

- 胆固醇较高的病友则不建议多吃蛋，1 周以 2 ～ 3 个蛋为宜。

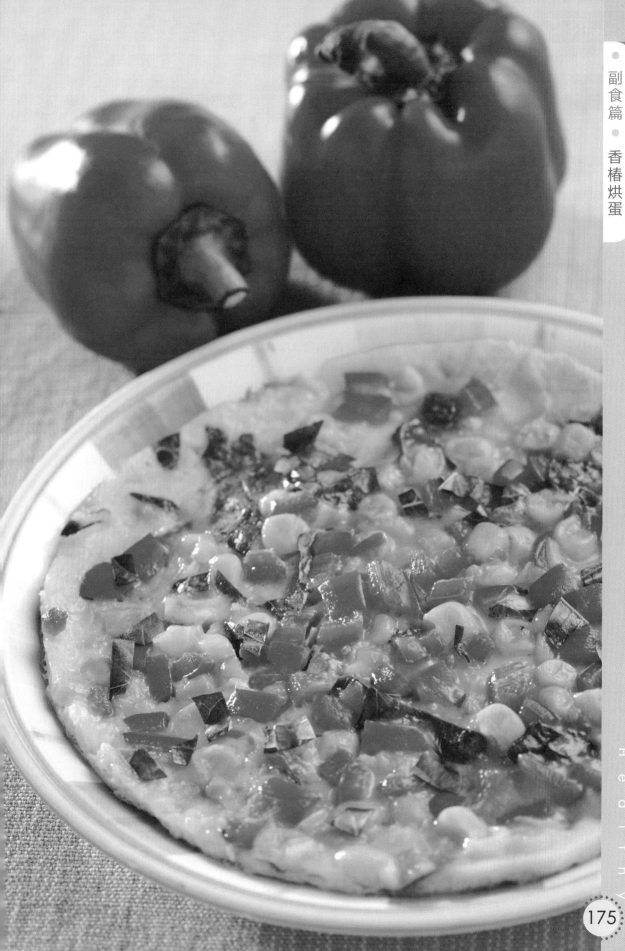

☑治疗期 ☑恢复期 * 改善口腔溃疡及吞咽困难

茯苓豆腐
抗肿瘤、抗病毒、缓解化疗副作用

热量（卡）	蛋白质（克）	脂质（克）	糖类（克）
170	8	2	30

材　料

传统豆腐 1/4 块（约 60 克）、荸荠 30 克、香菜 20 克、芹菜 20 克、茯苓粉 1 大匙、燕麦片 1 大匙（约 15 克）、葛根粉 1 大匙

调味料

荫油 1 小匙、调味酵母粉 1 小匙、酱油膏 1/2 大匙

做　法

1）所有食材洗净；荸荠去皮后压成碎末；香菜沥干水分后切碎末；芹菜摘掉叶子，沥干水分切碎末。

2）豆腐沥干水分后，放入干净容器里压碎，接着加入茯苓粉、燕麦片顺同一方向混合搅拌均匀，再加入香菜末、芹菜末、荸荠末及荫油、酵母粉继续搅拌均匀。

3）最后加入葛根粉拌匀，至可搅动不黏筷子的程度，再倒入小容器内，移到蒸锅里，隔水加热中火蒸 10 ~ 15 分钟后，倒扣盘上，撒上香菜末并淋上酱油膏即可。

♥ 食材营养贴心小语

- **茯苓粉**含有茯苓多糖体，可增进个体免疫机能，产生干扰素，对抗病毒及抗癌作用。茯苓粉加入食材内一同食用，可减缓化疗副作用，提升免疫力。

- **板豆腐**也就是传统豆腐，含有皂苷可阻断致癌物质形成，抑制癌细胞增生；还含有蛋白质酶抑制剂，能降低癌细胞分化速度；含量丰富的钼，能强化小肠进而减轻亚硝酸铵对细胞的损伤，提高组织修复能力；至于植物性雌激素，可抑制生理性雌激素的作用，降低乳腺癌罹患率。

Q 烹调健康实用技巧

- 此道茯苓豆腐适合化疗期病友食用，尤其有口腔溃疡、嘴破者，可轻易吞咽。

- 选购荸荠时以带皮者为佳，市面上贩售已经削好皮的，容易添加保存剂。豆腐选择传统板豆腐具口感及香味，且买回后先煮过再冷藏，或放入容器中加水浸泡冷藏。

- 搅动豆腐及材料时，要顺同一方向搅拌，增加黏着性，黏着度不要太稀，以搅拌得动为主。

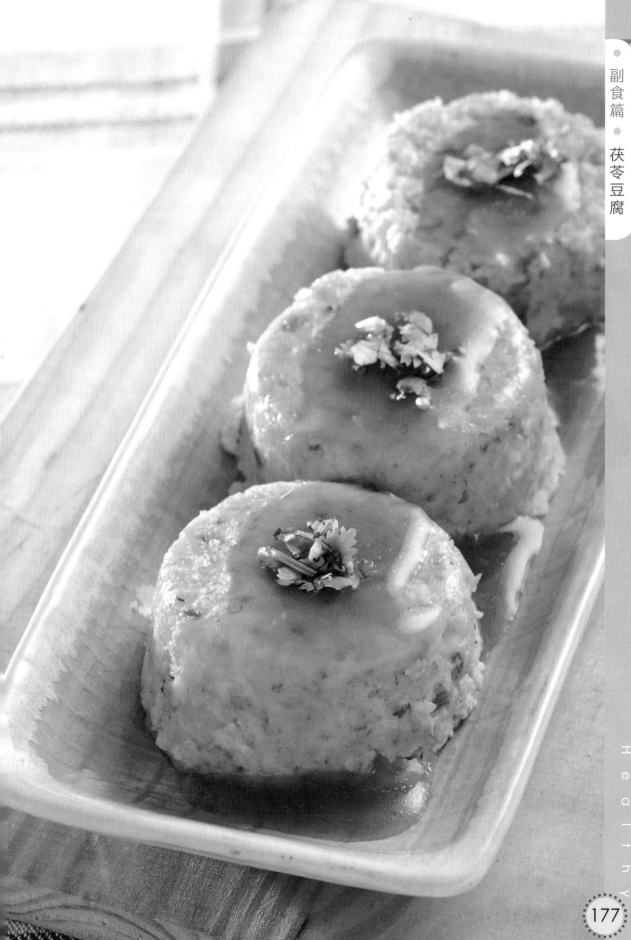

翠绿双菇
强力抗癌、抗氧化、排除毒素

热量（卡）	蛋白质（克）	脂质（克）	糖类（克）
96	3	5.5	9

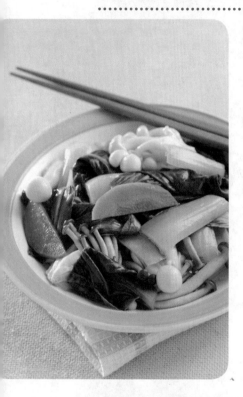

材　料
青江菜100克、美白菇30克、鸿禧菇30克、胡萝卜30克、橄榄油1小匙

调味料
调味酵母粉1小匙

做　法
1）所有食材洗净；青江菜从中间切开，分成梗、叶两段；美白菇、鸿喜菇切除蒂头，挤干水分后分小朵；胡萝卜去皮后切成半圆形薄片备用。

2）起一锅滚水，放入胡萝卜片汆烫至熟，捞出沥干。

3）起油锅，放入青江菜梗部及美白菇、鸿禧菇拌炒1～2分钟，再加入青江菜叶片、胡萝卜片及调味料，拌炒均匀即可。

♥ 食材营养贴心小语

- 青江菜的 β－胡萝卜素可防止细胞癌化；膳食纤维则有利于肠道排毒、防止肠癌；维生素A，可强化黏膜及改善口腔溃疡、牙龈出血，适合治疗期病友食用。

- 菇类如美白菇、鸿禧菇，皆含糖蛋白、多糖体，能提升免疫机能活性及抗氧化性的作用。菇类烹调时不可过度加热以免破坏成分，可用快炒方式。食用时，最好充分咀嚼，让消化酵素、淀粉酶开始作用，使其活性成分充分发挥抗癌效果。

🔍 烹调健康实用技巧

- 青江菜纤维细致，切细后更容易入口，有口腔溃疡、嘴破症状的病友，可将青江菜切成细丝食用。烹调青江菜时，用油快炒比滚水汆烫更容易吸收营养素。

✅治疗期　○恢复期　＊改善食欲不振·抗氧化

元气汤

补血补气、提升免疫力、恢复元气

热量（卡）	蛋白质（克）	脂质（克）	糖类（克）
190	14	3.5	26

材　料

新鲜腰果 2 ～ 3 粒（约 5 克）、芋头 50 克、
面肠 50 克、蘑菇 4 ～ 5 朵（约 50 克）、黑木耳 30
克、黄芪 6 片、党参 2 钱、当归 1 片、
红枣 4 ～ 5 粒（约 10 克）、川芎 2 钱

调味料

调味酵母粉 1 小匙

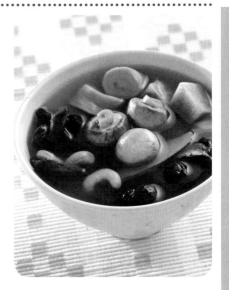

做　法

1）所有食材洗净；芋头去皮切小块；面肠切约 2
厘米小段；蘑菇、黑木耳分别切除蒂头备用。

2）把中药材放入电锅内锅中，加水约 500 毫升，
外锅 1 杯水，用电锅先蒸煮 15 ～ 20 分钟，接着放入腰果、芋头、面肠、蘑菇、
黑木耳一起蒸煮，外锅再加水 2/3 杯，待开关跳起，加入调味料拌匀即可。

♡ 食材营养贴心小语

- **蘑菇**有"植物蛋白顶峰"的美名，并具有多种抗肿瘤活性物质，如多糖体、核酸；
也有研究指出，蘑菇含有干扰素诱导剂，能诱发干扰素，产生抗癌作用。

- **坚果**是素食者主要蛋白质来源，与豆科植物相同，所含的蛋白质为谷类的 2
倍，氨基酸含量可与谷类互补。坚果含丰富的抗癌元素如维生素 B_1、维生素
B_2、维生素 B_3、镁、锌、铜、锰、硒，丰富的亚油酸及膳食纤维等成分。

Q 烹调健康实用技巧

- 此道元气汤的中药材有活血补气的功效，化疗中的病友可常食用；而当归及
黄芪的比例是 1 ：6，最具有药效，可依比例调整增加，如 2 片当归及 12 片
黄芪。

- 材料中的腰果及芋头皆为高热量食材，有助于癌症病友的体力恢复。蘑菇可
用其他菇类代替，如香菇、杏鲍菇等。

香苹汤

活血补气、滋阴润肺、恢复体力

热量（卡）	蛋白质（克）	脂质（克）	糖类（克）
130	6	3	21

材 料

苹果 1/2 个（约 50 克）、传统豆腐 1/3 块（约 100 克）、蒟蒻丸 5～6 粒、粉光参 2 钱、川芎 2 钱、玉竹 2 钱、黑枣 3～4 粒、枸杞 2 钱

调味料

盐 1/6 小匙

做 法

1）所有食材洗净；将苹果去皮后切小块；豆腐切成约 2 厘米大小的方块备用。

2）取一汤锅，放入 500～600 毫升水，加入粉光参、川芎、玉竹、黑枣，用中火熬煮 30～40 分钟，再加入苹果块、豆腐块、蒟蒻丸，再续煮 10 分钟，最后加入枸杞及盐调味拌匀即可。

💚 **食材营养贴心小语**

- 中药材的川芎、黑枣、粉光参、枸杞具补血补气功效，与苹果、豆腐一起炖煮，更具有暖身、活血补气的功效，尤其适合治疗期的病友，帮助恢复体力。

- **苹果**是碱性物质，可防止酸中毒，中和过多的酸性物质，缓解疲劳，更有许多的抗癌物质如槲皮素、类黄酮、酚酸类等成分。苹果其所含的铁质，与中药材川芎、黑枣一同服用，可活血补气；而寡糖，有助于增加肠内益菌，改善肠道环境。

- **蒟蒻丸**是蒟蒻产品之一，属于低热量的产品，且含有少量蛋白质、钙、铁、粗纤维等成分，而糖分中含有葡甘露聚糖（Glucomannan），是可溶性膳食纤维，在体内无法分解吸收，可增加饱足感及作为肠道有益菌繁殖的营养来源。

🔍 **烹调健康实用技巧**

- 此道香苹汤可针对治疗期病友恢复元气、提升白血球数目，有助于体力的恢复。一次可多熬煮一些，放入冰箱冷藏，食用时再取用加热即可。

- 豆腐亦可用豆包、豆肠代替。

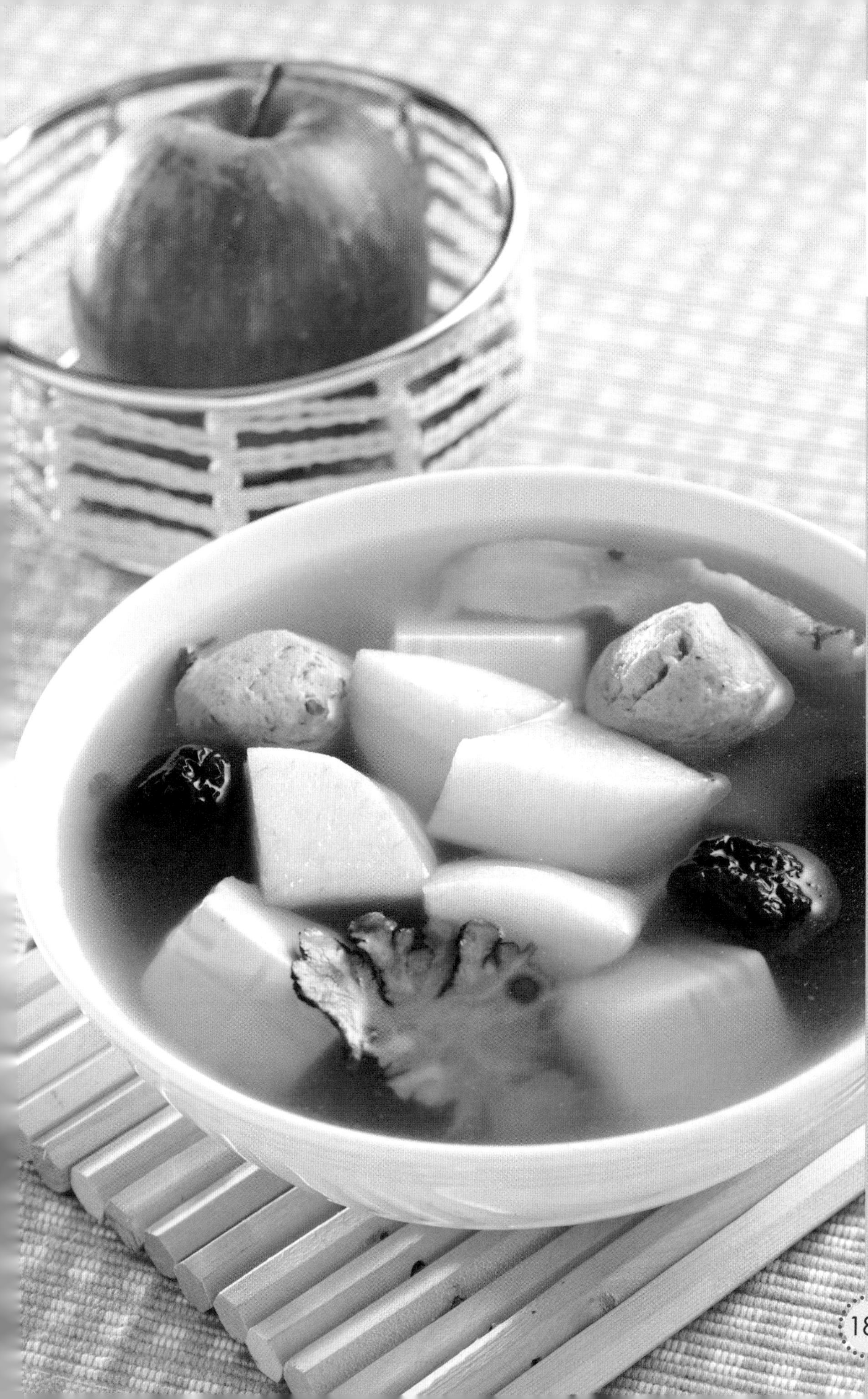

☑治疗期　☑恢复期　＊改善食欲不振及口腔溃疡

黄金汤

修补组织、改善嘴破、增加抵抗力

热量（卡）	蛋白质（克）	脂质（克）	糖类（克）
170	15	5.5	15

材　料

豆包 1 片（约 30 克）、黄豆粉 1 大匙、姜黄粉 1 大匙、芹菜 2 ~ 3 根（约 30 克）

调味料

调味酵母粉 1 小匙

做　法

1）将豆包切约 1 厘米厚度的细长条；芹菜摘掉叶子后洗净，切末备用。

2）将黄豆粉加水约 300 毫升搅拌均匀，用中火煮开，再加入姜黄粉，边加边搅匀，接着放入豆包丝，煮成面条细丝，再放入芹菜末，最后加入调味料拌匀即可熄火。

♡ 食材营养贴心小语

- **黄豆**所含的蛋白质比猪肉多一倍，故又称为"绿色乳牛"，含人体必需氨基酸，组成比例接近人体需求，是素食者最佳蛋白质来源，建议每天可食用豆浆 240 毫升，可得到蛋白质 20 克及钙质 300 克。黄豆还含有丰富的铁质、铜、锰等矿物质，这些营养素皆与造血机能相关；及抗癌的皂苷、蛋白酶抑制剂、硒、大豆异黄酮等成分。将黄豆制成粉末，更有益人体消化吸收，且更方便冲泡及加入其他料理中如烘焙品，而黄豆粉含有大豆胚芽，有丰富的大豆异黄酮，可降低罹患乳腺癌、子宫内膜癌，并且可阻断癌细胞血管增生，防止扩散转移。

- **姜黄粉**含有姜黄素，是咖喱的主要食材。姜黄粉含有钙、铁、镁、钾、锌及维生素 B_1、维生素 B_2、维生素 B_3、维生素 C 等成分，可增进食欲、新陈代谢及抗氧化、抗癌，并且有助于肝脏解毒作用及保护肝脏。

🔍 烹调健康实用技巧

- 此道黄金汤可作为火锅汤底，再依个人需求加入各式蔬菜、菇类，即为营养丰盛的火锅料理。浓度视个人喜好，增减黄豆粉，多加黄豆粉可使味道较浓郁。

- 黄豆粉必须先加水拌匀再加热，以免产生硬块。

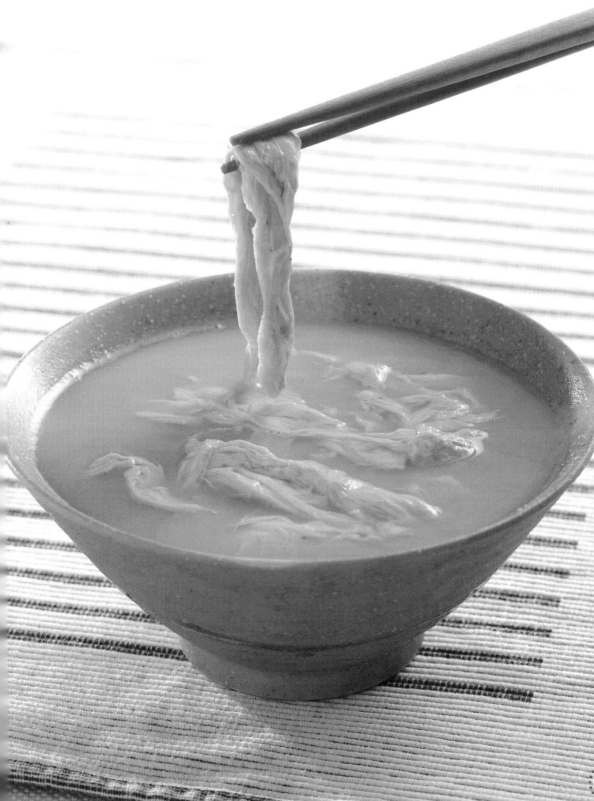

田园蔬菜汤
增进食欲、提升体力、防癌抗癌

热量（卡）	蛋白质（克）	脂质（克）	糖类（克）
170	5	1	36

材　料

洋葱 1/2 个（约 50 克）、青皮南瓜 50 克、番茄 1 个 100 克、马铃薯 1/2 个（约 50 克）、卷心菜 100 克、芹菜 30 克

调味料

盐 1/6 小匙、地瓜粉 1/2 大匙、香麻油 1 小匙

做　法

1）所有食材洗净；洋葱去膜后切丁；南瓜连皮切小块；番茄切小块；马铃薯去皮后，切小块；卷心菜用手剥成小片；芹菜摘掉叶子后，切 1 厘米小段备用。

2）取一汤锅，放入约 600 毫升水，煮滚后加入洋葱丁、南瓜块、番茄块、马铃薯块，一起熬煮 30 ~ 40 分钟，待材料煮烂时，加入卷心菜，再续煮 5 ~ 10 分钟后，用调水 30 毫升的地瓜粉勾芡，最后加入芹菜段及盐、香麻油调味即可。

♡ 食材营养贴心小语

● 此道田园蔬菜汤可促进伤口愈合，适合治疗期口腔溃疡、有嘴破症状的病友。

● **番茄**中的茄红素，能清除自由基、保护细胞防止病变，只要经过加热烹调，就会释放更多的茄红素，且加上少许油脂更有助于消化吸收。

● **南瓜**含有类胡萝卜素，可中和自由基减少致癌性；另外还含有南瓜多糖，能促进细胞生成及活化身体的调节免疫机能，提高免疫力。

● **洋葱**可抑制肠胃道坏菌，将硝酸盐转为亚硝酸盐，阻断亚硝氨的形成，减少胃癌发生。而洋葱当中的硫化物，可杀菌并促进胃酸分泌及有助消化；而硒成分是制造谷胱甘肽过氧化酶（简写为谷胱甘肽，GSH）的元素，能清除体内毒素，保护细胞膜及修补受损 DNA。

🔍 烹调健康实用技巧

● 此道田园蔬菜汤若觉得口感不够细软，可利用果汁机打碎再回锅熬煮，帮助入口。食材煮得稀烂，较适合于口腔溃疡、吞咽不适的病友食用。

● 若要汤汁较浓稠，可增加南瓜、马铃薯的分量。

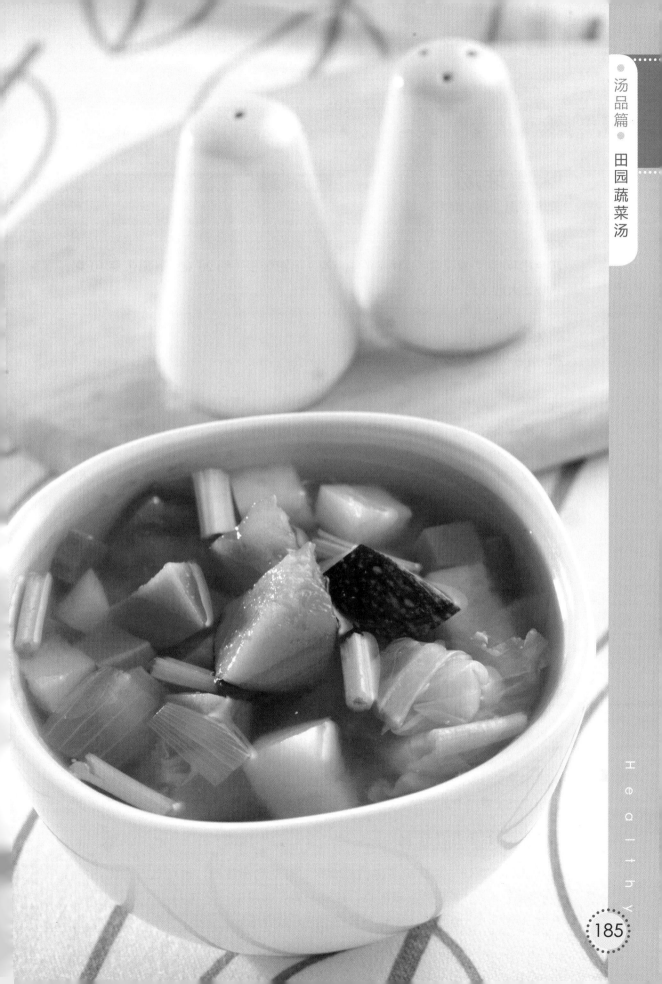

味噌芽汤

清热解毒、强力抗癌

热量（卡）	蛋白质（克）	脂质（克）	糖类（克）
150	10.5	4.2	17

材　料

西兰花 80 克、嫩豆腐 1/3 块（约 100 克）、葱 1 根（约 20 克）、海带芽 10 克、味噌 2 大匙（约 30 克）

调味料

糖 1/3 小匙、盐 1/6 小匙

做　法

1）所有食材洗净；西兰花切成小朵状；豆腐切成方块状；葱切成细末；味噌用冷水 30 毫升调匀备用。

2）取一汤锅，加水 500 毫升，用中火煮开后，加入豆腐煮 5 分钟，接着加入绿花椰菜及海带芽煮 2 分钟，最后加入葱末及调匀的味噌、糖、盐调味拌匀即可。

♡ 食材营养贴心小语

- **海带芽**属于海藻类食物，含有一般植物少有的维生素 B_{12}，能帮助红血球合成，吃全素者较容易缺乏维生素 B_{12} 而引发恶性贫血，可多食用以补充维生素 B_{12}。另外，海带芽含有 Omega-3 脂肪酸的二十碳五烯酸（Eicosapentaenoic acid, EPA），能防止血栓的形成及减少体内不当发炎。

- **花椰菜**是十字花科蔬菜的龙头老大，其中所含的萝卜硫素，是主要的抗氧化、抗癌成分；另外含有吲哚 -3- 甲醇，是抗氧化物及解毒酵素的催化剂，亦能促进雌激素的代谢。但花椰菜不宜生吃，容易引起胀气，汆烫时间建议只需 30 秒～1 分钟，可减少维生素 C 及抗癌成分的流失。

- **味噌**是黄豆发酵食品。黄豆发酵后所含的蛋白质转为氨基酸时，更容易被吸收。研究指出味噌有助防癌，日本妇女因食用比例高，乳腺癌罹患率也较西方人低。

🔍 烹调健康实用技巧

- 此道味噌芽汤一次选用多样抗癌食材，有助均衡营养，也可自行变化，加入其他健康食材如菇类及根茎类，建议每周可选用 1 ～ 2 次。

- 起锅前再加入味噌，以免破坏其中的酵素营养成分。

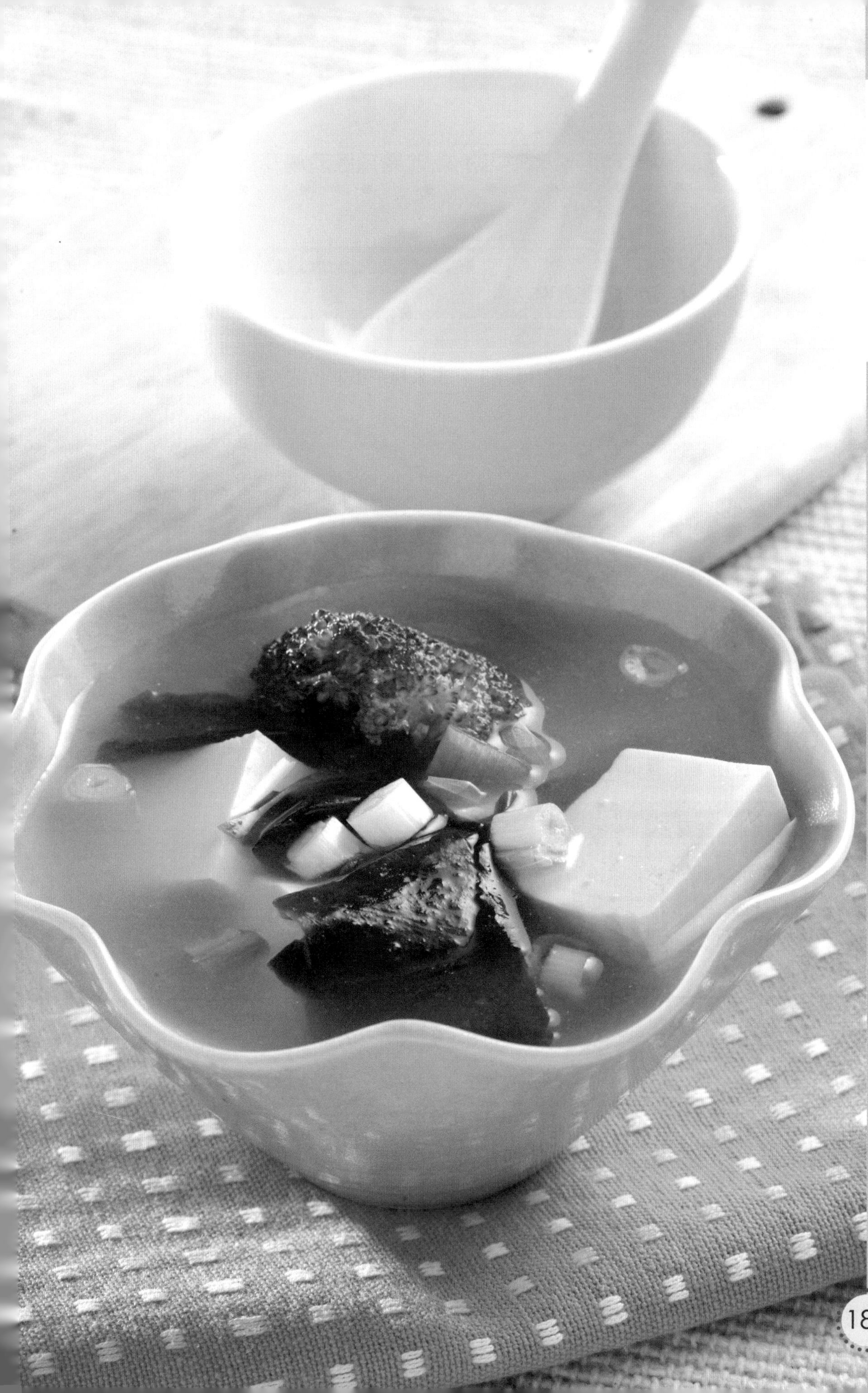

山药浓汤
健脾开胃、补气补血、增加体力

热量（卡）	蛋白质（克）	脂质（克）	糖类（克）
210	7	9	25

材　料

山药 100 克、洋葱 1/2 个（约 50 克）、玉米粉 1 小匙、葛根粉 1 小匙、蛋黄 1/4 个、干燥巴西利（又名欧芹）20 克

调味料

盐 1/6 小匙

做　法

1）所有食材洗净；将洋葱去膜后切细丁；玉米粉加水 10 毫升调匀；葛根粉加水 10 毫升调匀备用。将蛋黄压碎后，再用干锅小火微炒出香味后取出。

2）山药在下锅前才去皮，然后在外表略抹盐，防止氧化变黑，切成 2 厘米小块状。

3）取一汤锅，放入水 400 毫升，加入山药块及洋葱丁一起煮约 20 分钟后取出，倒入果汁机内搅打成糊状，再倒回汤锅里煮滚，接着加入调水的玉米粉及葛根粉，继续搅拌至煮开为止。最后撒上碎蛋黄、巴西利（又名欧芹）及盐调味即可。

♥ 食材营养贴心小语

- **山药**能增进食欲，改善消化。所含成分如黏液质、皂苷，可以益肺止咳；薯芋皂苷构造与许多性荷尔蒙前驱物相似，更年期的妇女食用后可缓解停经症候群；山药的微量元素及有机锗，可促进干扰素生成及增加 T 淋巴球，抑制肿瘤细胞增生。

- **蛋黄**是蛋中精华，各种营养成分都比蛋白高，像蛋黄的蛋白质大于蛋白的蛋白质 1.5 倍，钙质大 10 倍，铁质大 35 倍，蛋中只有蛋黄才有维生素 A，可说是理想的营养库，素食者极佳的营养来源。蛋黄里的卵磷脂，有助于肝细胞损伤的修补；也有素食者最缺乏的叶酸及铁质成分，有助于造血、预防贫血；含有维生素 B_2，可分解及氧化人体的致癌物质，有效抗癌。

Q 烹调健康实用技巧

- 此道山药浓汤热量高、软滑入口，最适合于化疗后口腔溃疡、不易吞咽时食用，同时又能帮助病友促进食欲及增加体力。

- 山药选择品种以较为粗大，且须根少重量大的最为优良；日本山药质地较细，打成碎末更适合癌症病友食用。

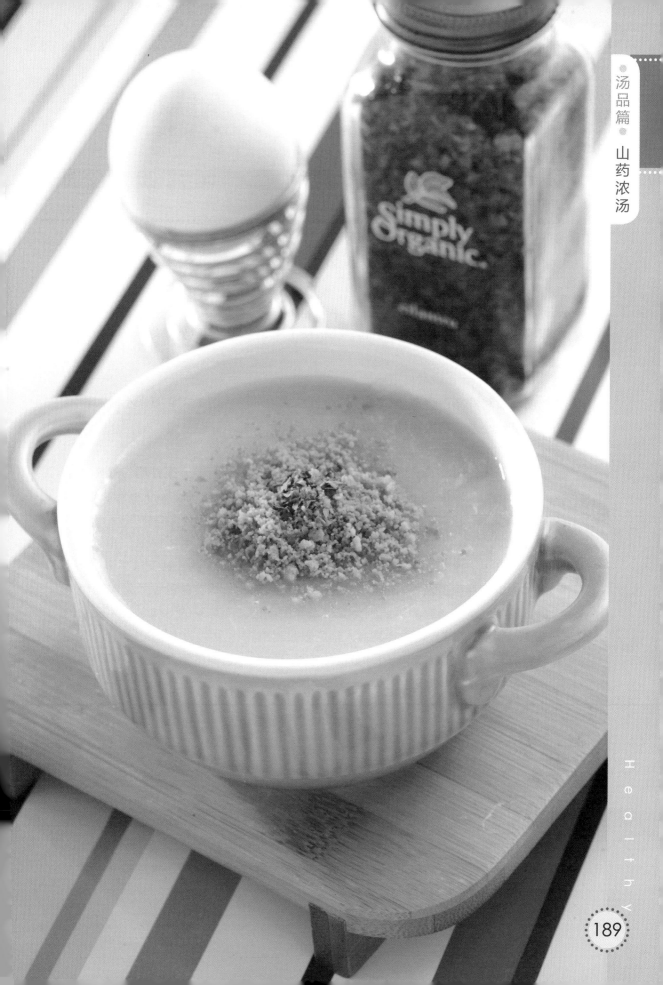

⊘治疗期 ○恢复期 * 改善口腔溃疡及吞咽困难

翡翠菇菇汤

清热退火、缓解口腔疼痛

热量（卡）	蛋白质（克）	脂质（克）	糖类（克）
136	6	2.3	23

材料

苋菜 150 克、金针菇 50 克、杏鲍菇 50 克

调味料

胡椒粉 1/2 小匙、香麻油 1/2 小匙、葛根粉 1 ～ 2 大匙、盐 1/6 小匙

做法

1）所有食材洗净；将苋菜切细段；金针菇去根部后，切 1 ～ 2 厘米小段；杏鲍菇切细小条；葛根粉加水 30 毫升调匀备用。

2）起一锅滚水，把苋菜放入汆烫一下，捞出后沥干水分。

3）取一汤锅，加水 400~500 毫升，煮滚后加入苋菜及金针菇，搅拌均匀煮 5 ～ 10 分钟，再用调水的葛根粉勾芡成浓稠状。最后加入胡椒粉、盐，滴上香麻油即可。

食材营养贴心小语

- **苋菜**耐高温，生长快病虫害少，是夏季重要的蔬菜，含铁、钙及维生素 K，可增加血红蛋白含量及提升带氧能力，促进造血功能。绿苋菜的铁质是其他蔬菜的 2 倍，红苋菜含有的铁质则为其他蔬菜的 6 倍；而苋菜的钙质含量为菠菜的 3 倍，而且不含草酸，更容易被人体所吸收利用。
- **金针菇**含有精氨酸、赖氨酸、多糖体等成分，其中含有的氨基酸，可修补组织细胞及制造抗体，提升免疫功能及抑制肿瘤生长。
- **杏鲍菇**含有寡糖多糖体，寡糖可增加肠道有益菌的生长，能抑制坏菌产生，减少致癌物及肠癌的发生率。

烹调健康实用技巧

- 苋菜的质地柔软，非常适合老年人、儿童及治疗期的癌症病友，而且苋菜抗虫害能力强，农药使用率低，是安全性极高的夏季蔬菜，清热退火又利尿。适合治疗期热性体质食用，但勿过量；而苋菜性较凉，肠胃虚寒者，易腹泻不宜食用。
- 苋菜先汆烫或量多时可先用果汁机打碎，这样汤汁较细腻，并且煮时更容易煮烂，适合嘴破的癌症病友食用。

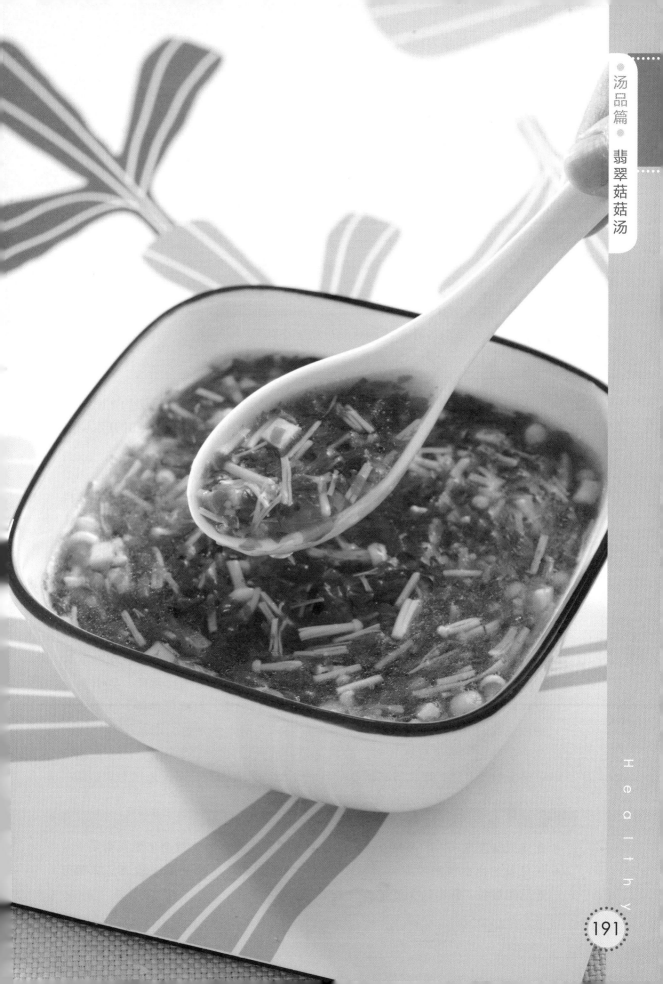

凤梨苦瓜汤
清热退火、促进伤口愈合

热量（卡）	蛋白质（克）	脂质（克）	糖类（克）
120	4	1.4	23

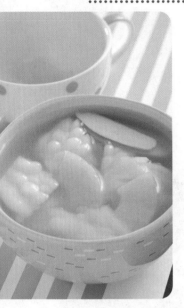

材 料
凤梨 80 克、苦瓜 1/2 条（约 100 克）、老姜 30 克、味噌 20 克

调味料
盐 1/6 小匙或调味酵母粉 1 小匙

做 法
1）将所有食材洗净；凤梨切小块；苦瓜去籽后切约 3 厘米大小的块状；姜切薄片，2 ~ 3 片；味噌用 30 毫升开水调匀备用。

2）取一汤锅，放入 500 毫升开水，加入凤梨块、苦瓜块及姜片，用中火煮 20 ~ 30 分钟，待苦瓜煮软时加入味噌及调味料拌匀即可。

♥ 食材营养贴心小语

- 凤梨中的锰可对抗自由基，减少对身体的伤害，提升抗氧化能力。另外，凤梨含有多量水分及维生素 C，清热解渴，适合炎热夏日食欲不振的病友选用。

- 苦瓜含有苦瓜苷、苦味素及多种氨基酸，而苦瓜籽内含有苦瓜素、蛋白质等成分。苦瓜苷、苦味素，能增进食欲、开胃健脾；而活性蛋白质，则有利于皮肤新生及伤口愈合；多肽 -P 物质构造类似胰岛素，可降低血糖，尤其适合糖尿病病友食用。另外，苦瓜能刺激肝脏解毒酵素的活性，增加有毒物或致癌物的排出，降低罹癌几率。若将苦瓜打成汁，其中含有类奎宁的蛋白质，可刺激免疫系统，增强巨噬细胞的吞噬能力，对癌细胞有强大杀伤力。

Q 烹调健康实用技巧

- 此道凤梨苦瓜汤中的凤梨及苦瓜皆是夏季当令食材，非常适合于夏天食用。

- 苦瓜宜选用白色颗粒愈大者，较不具苦味；凤梨可选用新鲜或罐装；味噌可选用粗颗粒，味道较为浓郁。

萝卜玉米汤

健脾消胀、清热生津

热量（卡）	蛋白质（克）	脂质（克）	糖类（克）
90	5	1	15

材　料

白萝卜 1/3 条（150 克）、黄玉米 1/3 根（约 110 克）、海带芽 15 克、芹菜 20 克

调味料

盐 1/6 小匙

做　法

1）所有食材洗净；将白萝卜去皮后，切成 2～3 厘米滚刀块状；黄玉米切块；芹菜摘除叶子后，切末备用。

2）取一汤锅，放入水 500 毫升，加入白萝卜、黄玉米用中火煮 20～30 分钟，再加入海带芽、芹菜末续煮 5～10 分钟，最后加盐调味即可。

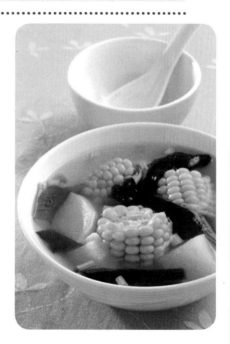

♡ 食材营养贴心小语

- **白萝卜**有"小人参"之称，是良好的钙质来源，含有能分解致癌物亚硝酸铵的淀粉酶、氧化酶等成分。白萝卜中的芥子油是辣味的来源，与酶有相似作用，可促进胃肠蠕动、增进食欲，而萝卜的辣味，同样具有防癌作用，愈辣防癌功效愈好；木质素成分，能提高巨噬细胞作用，提升免疫力。

- **玉米**含有丰富的纤维素、β－隐黄素及镁、硒等成分。纤维素有助于清除肠道中的废物；β－隐黄素为抗氧化剂，能清除自由基，预防肠癌、肺癌；硒可结合致癌物质排出体外；镁可抑制癌细胞的发展。

○ 烹调健康实用技巧

- 此萝卜玉米汤鲜美且色泽鲜明，选用的食材皆具抗癌功效，在冬天食用更能帮助开胃，有助于消化。

- 玉米建议选用有机产品较能安心，一般玉米农药残留多，务必清洗多次再烹调。选用黄玉米，其米粒较软又甜，口感较佳，比较适合病友食用，而白玉米米粒质硬，较不易咀嚼。

☑治疗期　☑恢复期　* 清热退火·排毒抗癌

芥菜地瓜汤
可抗病毒及感冒、增强免疫力

热量（卡）	蛋白质（克）	脂质（克）	糖类（克）
150	2	1	33

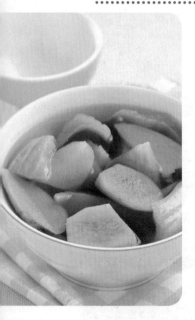

材　料
芥菜心 100 克、地瓜 200 克、老姜 30 克

调味料
盐 1/6 小匙

做　法
1）所有食材洗净；芥菜心切 2 ~ 3 厘米的大块状；地瓜去皮后切大块状；老姜切片或拍碎备用。
2）取一汤锅，加入 500 毫升水，加入地瓜及姜片先煮 20 ~ 30 分钟，待地瓜七分熟时，放入芥菜心煮约 5 分钟，加盐调味即可。

♥食材营养贴心小语

- **芥菜**为十字花科蔬菜，又称"长年菜"，内含的抗癌植化素为叶黄素、萝卜硫素、异硫氰酸；丰富的维生素 C 为抗氧化剂，可抑制自由基；β－胡萝卜素及镁成分，有助于放松气管肌肉，可祛痰、利肺气，缓解感冒症状。
- **地瓜**所含的 β－胡萝卜素为蔬菜之冠，可快速修补细胞 DNA；还含有抗氧化剂、抗癌的槲皮素、绿原酸等成分；纤维质可清除肠道中致癌物，预防大肠癌。
- **老姜**含有姜辣素，可促进发汗、活血、祛寒、除湿及预防感冒。与芥菜同时熬煮，可使全身发汗，缓解感冒症状，作为辅助性的药膳。

🔍烹调健康实用技巧

- 此道芥菜地瓜汤可缓解上呼吸道感染所引发的不适症状如鼻塞等，治疗期病友可多食用，预防流行性感冒；可一次煮 2 ~ 3 份，放入冰箱冷藏，再分次取用。
- 芥菜心是芥菜的根茎部，含有酵素，所以吃起来特别苦涩，可先用热水氽烫一次，减少苦涩味；姜放愈多，清热解毒功效愈大，可视个人接受程度增加。

Dessert
点心篇 · 长寿糕

☑治疗期　○恢复期　＊改善食欲不振·清热退火

长寿糕
增加体力、促进代谢及排毒

热量（卡）	蛋白质（克）	脂质（克）	糖类（克）
205	5	4.5	36

材　料
普洱茶包 1 包、全麦面粉 30 克、即食燕麦片 10 克、南瓜子 30 克、葵瓜子 3 克、枸杞 3 克

调味料
梅子浆 30 毫升

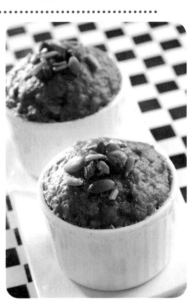

做　法
1）把普洱茶包冲泡 50 毫升热水，待出味后滤出茶水，与全麦面粉、燕麦片混合搅拌均匀，接着加入梅子浆继续搅拌成面糊状；枸杞略冲洗一下，沥干备用。

2）将面糊加入南瓜子、葵瓜子、枸杞混合拌匀后，倒入内面抹少许油的小模型里，放入电锅，外锅加 1 杯半水，用电锅蒸熟。食用时，可将模型内的蒸糕倒扣取出，或直接食用。可把南瓜子、葵瓜子、枸杞放于长寿糕上点缀。

♥ 食材营养贴心小语

- **全麦面粉**是小麦保存麸皮成分磨成粉末状的产品，含蛋白质、维生素 B_1、维生素 E 及植酸，可防止癌细胞病变；硒可将自由基无毒化，抑制致癌物。

- **普洱茶**属于碱性食物含有茶多酚、有机酸、茶色素及微量元素，具有抗癌功效，并可保护胃部。加入全麦面粉中，可中和面粉酸性成分，有利于肠胃吸收。

- **燕麦**中的可溶性 β-葡聚糖，能控制饭后血糖上升，延缓肠胃排空时间，较有饱足感；而镁及铬有利防治糖尿病；磷、钙则可预防骨质疏松，促进伤口愈合，防止贫血；燕麦还含有人体必需亚油酸，可维持正常的新陈代谢。

🔍 烹调健康实用技巧

- 这道长寿糕应用调味料可随个人喜好，改为百香果汁或桑葚汁等。

- 梅子浆、桑葚汁皆为带酸味的碱性食材，可中和面粉的酸性，更适合肠胃消化吸收且能刺激食欲。

糙米奶冻
增进食欲、恢复体力

热量（卡）	蛋白质（克）	脂质（克）	糖类（克）
203	8	1.2	40

材 料
低脂奶粉 1 大匙、糙米粉 1 大匙、海藻粉 1 包（约 15 克）、市售百香果（西番莲）汁 1 大匙、市售红莓酱汁 1 大匙、猕猴桃 1/2 个（约 30 克）

调味料
冰糖 1/2 大匙

做 法

1）将奶粉、糙米粉用水 300 毫升调匀；海藻粉用 1/2 碗水（约 100 毫升）调匀备用。

2）将调匀的牛奶糙米粉水倒入锅中，用中火微煮开后，加入冰糖搅拌均匀，接着改成小火，放入海藻粉水慢慢搅匀，直到气泡出现即可熄火。

3）把煮好的汤汁用滤网过筛倒入方形或圆形小模型内，待凉后移入冰箱冷藏。

4）食用时，可淋上百香果汁，再搭配去皮、切小块的猕猴桃，或是红莓酱汁亦可。

♥ 食材营养贴心小语

- **糙米粉**易消化，含有丰富的 B 族维生素、维生素 D、维生素 E、维生素 K、铁、锌、铜、锰及膳食纤维等成分，有效预防成人慢性病及癌症。

- **牛奶**含优质蛋白质、糖类、维生素 A、维生素 B_2、维生素 C 及铁、磷等成分，对人体的消化吸收率高，其中钙含量丰富，1 毫升牛奶就含有 1 克钙质。牛奶的蛋白质有 80％为乳清蛋白，可促进钙质吸收，有助于安眠、稳定情绪。牛奶有润肺、补脾胃等功效，可改善虚弱体质，治疗期病友可多饮用，一天 1～2 杯牛奶，或睡前喝 1 杯牛奶，因含有色氨酸及钙质，能安定神经，有助于睡眠。

🔍 烹调健康实用技巧

- 这道糙米奶冻含丰富的 B 族维生素、蛋白质，因为由糙米粉加上牛奶制成果冻，质地柔软、容易入口，适合口腔溃疡、食欲不振的病友，作为补充热量之用。

- 不喜欢吃甜食者，可用黄豆粉代替牛奶，酱汁也可改成咸味的芝麻酱或酱油膏。

- 若要急速定型糙米奶冻，可放入冷冻库 30～40 分钟，即可食用。

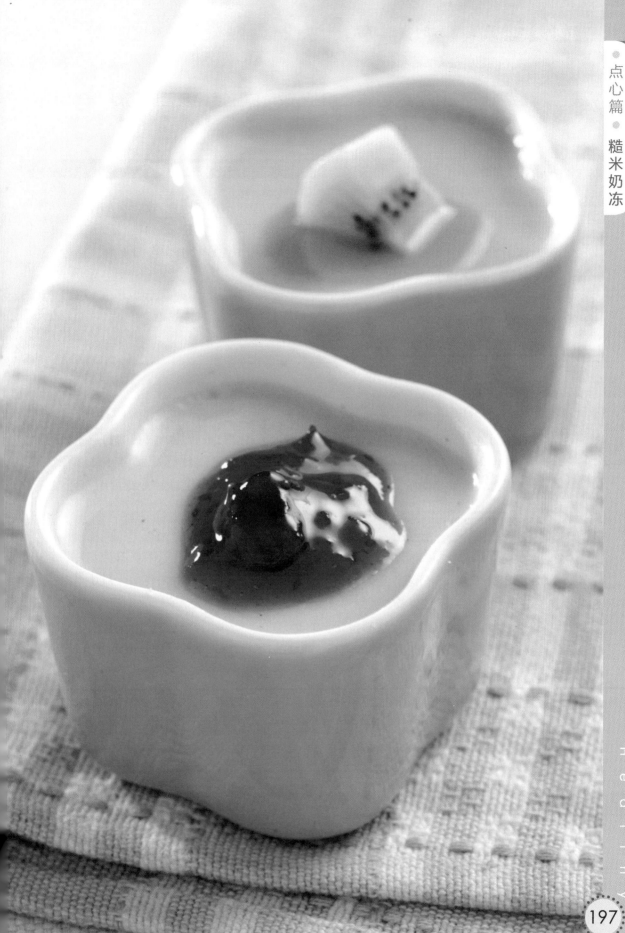

Dessert
珊瑚露　点心篇

☑治疗期　○恢复期　＊改善口腔溃疡及吞咽困难

珊瑚露
补血补气、强化体力、有助排毒

热量（卡）	蛋白质（克）	脂质（克）	糖类（克）
154	1.8	0.2	36.5

材　料

珊瑚草 1/2 两（约 20 克）、红枣 10 粒、黄芪 1 两（约 6 片）、当归 1 片、枸杞 2 钱（约 7 克）

调味料

冰糖 1 大匙

做　法

1）所有食材洗净；珊瑚草泡水 10 小时以上，待其发胀后，再次洗净，切小段。

2）将泡好的珊瑚草放入果汁机里，加水 400 毫升搅打成碎泥状。再将打碎的珊瑚草倒入锅里，加入红枣，煮开后加入黄芪、当归，继续熬煮 30 ~ 40 分钟，最后加入冰糖及枸杞，再续煮 5 分钟后熄火，温热食用，或放凉冷藏食用亦可。

♡ 食材营养贴心小语

- **珊瑚草**零热量、零脂肪，是天然的有机植物，富含钙、铁、镁等矿物质，以及酵素、胶原蛋白、纤维质等成分。由于珊瑚草的纤维质丰富，有助于排出肠道内的宿便、毒素及致癌物，可称为"肠道的清道夫"。将珊瑚草搭配中药材黄芪、红枣、当归一起熬煮，可改变珊瑚草的寒凉性，增加温补性，有利于病友饮用。

- **当归**具有补血、调经止痛、润燥滑肠、通便的功效，而在现代药理研究更指出，当归所含成分可抗贫血、抗衰老、增强免疫，最主要是当归含有当归酮挥发油、当归多糖体及多种氨基酸，维生素 A、维生素 B_{12}、维生素 E 及微量元素等成分，可增加氧化物歧化酶活性（超氧歧化酶 SOD），降低脂质过氧化物的含量，减少致癌物产生。

🔍 烹调健康实用技巧

- 这道珊瑚露可一次多煮一些，放入冰箱冷藏，取出后食用冰凉的珊瑚草果冻，或加热饮用，尤其适合嘴破、无法咀嚼需吃软食的癌症病友。肠胃道虚寒易腹泻者，不宜多食用，化疗期有腹泻症状更忌食珊瑚露，否则会加重症状。

- 珊瑚露可作多种变化，如加入柳橙、香蕉、凤梨、苹果等水果片作成果冻，或加入牛奶、优酪乳或蜂蜜打汁饮用，亦可加入精力汤中一同打成汁。

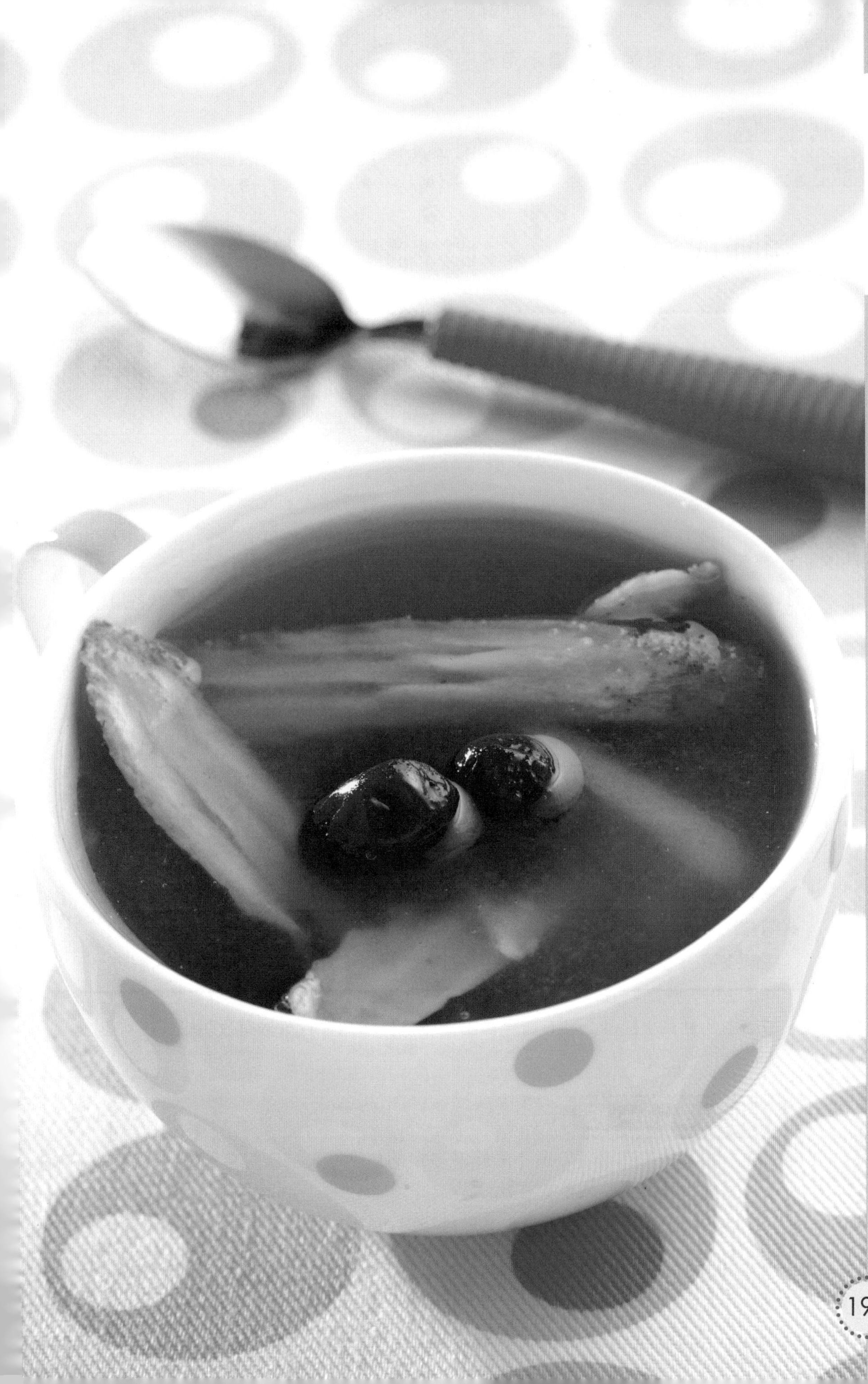

润肺银耳羹

缓解疼痛、润肺、增加体力

热量（卡）	蛋白质（克）	脂质（克）	糖类（克）
130	5	0.5	28

材 料

银耳 2 钱、芍药 2 钱、黄芪 3 钱、甘草 1 钱、干百合 2 钱、干莲子 2 钱、红枣 4 ~ 5 粒

调味料

冰糖 1/2 大匙

做 法

1）所有食材洗净；银耳泡水 2 小时发胀后，去除蒂头，再放入果汁机搅打成碎状备用。

2）取一汤锅，放入芍药、黄芪、甘草、水 4 碗（约 720 毫升），慢火熬煮成 2 碗水（约 360 毫升）。

3）把煮好的药汤盛入电锅的内锅中，加入碎银耳、百合、莲子、红枣后，加入冰糖，放入电锅，外锅放 1 又 1/2 杯水，再按下开关，待开关跳起时拌匀即可。

♥ 食材营养贴心小语

- **银耳**在中医观点具补肾润肺、生津止咳等功效，含多糖成分，能增强巨噬细胞作用，增强免疫力；酸性异多糖成分，则能提高肝脏解毒能力、保护肝脏；硒元素可增强身体对肿瘤的抵抗力，加强病友对化疗及放射线治疗的耐受力。

- **芍药**性凉、味酸苦，能行瘀止痛、凉血清肝，而其芍药苷，能帮助肌肉松弛、缓解痉挛、免疫调节、抗发炎。芍药搭配甘草煮汤，具有解痉镇静、镇痛解热、降压保肝等作用，另外还可抑制胃排空蠕动及小肠蠕动功能，缓解胃肠不适。

- **甘草**中的甘草次酸钠，具有清除自由基及抗炎作用；甘草酸有效防辐射，可促进恢复细胞的免疫力。

🔍 烹调健康实用技巧

- 百合、银耳非常适合呼吸道不顺畅及多痰的病友；芍药及甘草能缓解疼痛，改善末期癌症病友的疼痛及不适。

- 若口腔溃疡严重者，可将食材煮好后再用果汁机打成泥状，直接用吸管吸食，若汁液太浓稠，可加开水稀释。

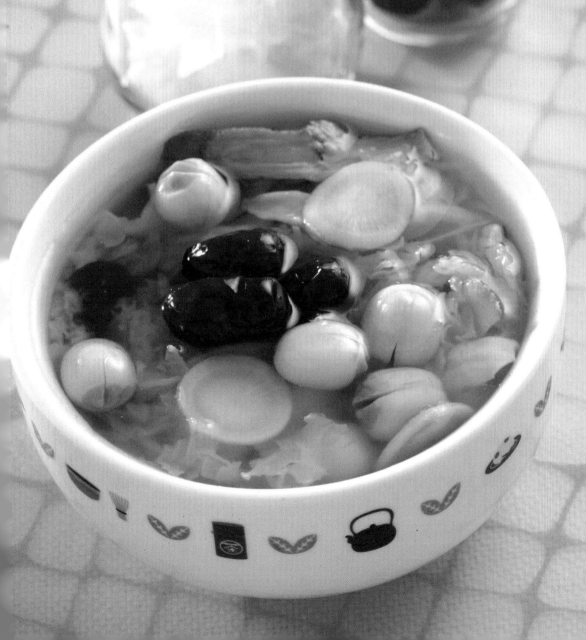

Healthy

☑治疗期　☑恢复期　＊改善食欲不振·补血

补气粥
缓解肠胃不适、补元气、增加体力

热量（卡）	蛋白质（克）	脂质（克）	糖类（克）
165	4	0.5	36

材　料
芍药 2 钱、甘草 3 ～ 4 片（约 2 钱）、黄芪 4 钱、红枣 5 ～ 6 粒（约 10 克）、粳米 40 克

调味料
盐 1/6 小匙或糖 1 小匙

做　法
1）所有食材洗净；将芍药、甘草、黄芪、红枣加 3 碗水（约 500 毫升），放入电锅内锅，外锅加水 1 杯，蒸煮熬成药汤。
2）粳米加入做法 1 蒸好的药汤中，继续使用电锅，外锅加 1 又 1/2 杯水蒸煮成粥，最后放入调味料即可。

♥食材营养贴心小语

- **黄芪**含有黄芪多糖体、氨基酸、苦味素、微量元素等成分，能增强免疫力，增加血清蛋白的含量，还能改变循环、促进细胞活力、增强代谢；其中黄芪多糖，能抑制病毒及肿瘤生长；硒成分更能增强白血球吞噬能力，以及降低化疗的副作用。
- **红枣**含有维生素 A、维生素 C、维生素 B 及 14 种氨基酸、36 种微量元素，能补脾和胃，益补气血等作用，有助于身体虚弱、气血不足的病友恢复体力、增加元气。
- **粳米**就是蓬莱米，含有易为人体吸收的淀粉、蛋白质、B 族维生素、矿物质等成分，　是人体重要的能量及营养来源，可以消除疲劳、恢复体力；促进消化器官功能；改善血液循环；若将其熬成粥品，更容易被人体消化吸收。而粳米当中的淀粉质，还可预防糖尿病及高血压。

Q烹调健康实用技巧

- 此道补气粥可随个人喜好，加入甜或咸的调味品变化；亦可将粳米加水 1 碗（约 200 毫升），用果汁机打碎后放入药汤中，煮成米汤粥。
- 芍药加上甘草为止痛良方，可缓解肠胃道平滑肌蠕动的疼痛。黄芪、红枣可补血、补气，将黄芪搭配红枣、粳米熬煮成粥，可帮助治疗及恢复期的病友身体复原、增加体力。

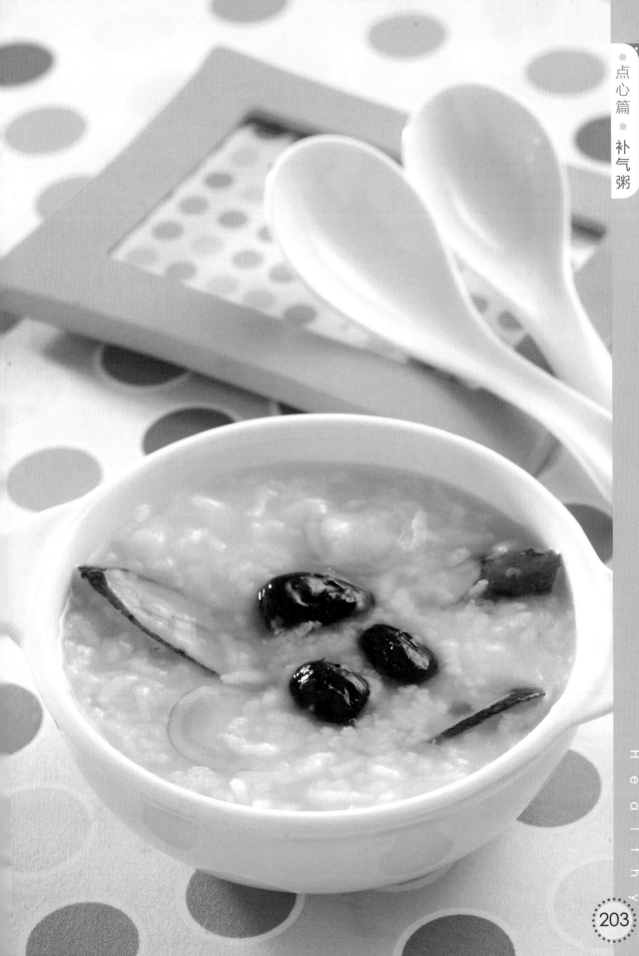

三色汤圆

清热解毒、补充元气、抗癌

热量（卡）	蛋白质（克）	脂质（克）	糖类（克）
225	5	0.8	50

材　料

红豆 5 克、绿豆 5 克、葛根粉 1/3 碗（20 克）、糯米粉 1/3 碗（20 克）、绿茶粉 1 小匙、红曲 1 小匙（胶囊约 2 粒）、凤梨罐头 10 克、水蜜桃罐头 20 克

调味料

冰糖 1 小匙、果糖 1 大匙或蜂蜜 1 大匙

做　法

1）所有食材洗净；红豆泡水 8 小时，绿豆泡水 2 小时，分别滤去大部分水保留少许水分盖过豆子表面，一起放入电锅内锅，外锅加水 1 杯，蒸熟后再加入冰糖拌匀。

2）将葛根粉与糯米粉混合拌匀后，加入 40 ~ 45℃微温水 50 毫升混合揉搓成圆形团状，以不黏手为原则，再揉搓分成三等份，一份为白色，另一份加入绿茶粉揉搓成绿色糯米团，再一份加入红曲粉揉成红色糯米团。

3）将三种颜色糯米团各自搓成小汤圆，放置在干净平盘上，盖上保鲜膜，放入冷冻库定型 1 小时。凤梨、水蜜桃切成小丁块状备用。

4）起一锅滚水，放入定型后的汤圆，煮熟后捞起放在平盘中待凉，再盛碗加入红豆、绿豆、水果丁，并淋上果糖或蜂蜜即可。

♡ 食材营养贴心小语

- **葛根粉**主要成分为葛根素、黄豆苷元（Daidzain）及黄豆苷，具有解热镇痉、降血糖等作用，还有抗癌的植物性雌激素；葛根素则有缓解冠心病、心绞痛作用。
- **糯米粉**含有 B 族维生素，有助于提升食欲。糯米过量不易消化，容易产生胀气，磨成粉末后与葛根粉搭配，可减低食用后的胃肠不适。

🔍 烹调健康实用技巧

- 三色汤圆可煮成甜汤，放入适量开水煮开后，加入余烫过的汤圆及红、绿豆，再加入适量冰糖即成甜汤。制作葛根汤圆的葛根粉与糯米粉比例是葛根粉：糯米粉 = 1：1，依照这个份量调整增加。煮葛根汤圆的时间要比较久一些，一般糯米汤圆煮开浮上来即熟，但葛根汤圆待汤圆浮上来后必须再多煮 2 ~ 3 分钟才熟透。
- 汤圆煮好后捞起放入盘中时，可加入少许冰糖，使汤圆更弹性，且不会连黏不分。食谱中使用的红曲，建议可使用红曲胶囊的保健食品，更安全可靠。

Healthy

补血安神粥

补血安神、帮助睡眠

热量（卡）	蛋白质（克）	脂质（克）	糖类（克）
235	7	3	45

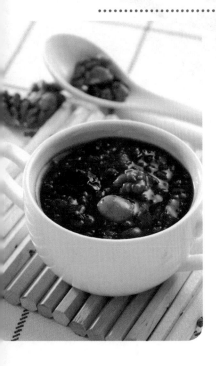

材　料

紫米 20 克、红豆 10 克、圆糯米 10 克、干莲子 3 克、
红枣 3 ~ 4 粒（约 5 克）、龙眼肉 5 克、白果 1 ~ 2 粒（约 3 克）、
核桃 3 克、枸杞 3 克

调味料

冰糖 1/2 大匙

做　法

1）将所有材料洗净；紫米及红豆，分开单独泡水 6 小时，
圆糯米泡水 3 小时备用。

2）将泡过水的紫米、红豆及圆糯米放入电锅，内锅加水 2
碗（约 300 毫升），外锅加 1 杯水，蒸熟，然后再加入
干莲子、红枣、龙眼肉、白果，内锅续加水 100 毫升，
外锅加水 1 杯，按下开关再继续。待开关再度跳起时，
加入核桃、枸杞及冰糖，外锅再加 1/3 杯水，再按下开
关，待跳起煮熟即可。

♡ 食材营养贴心小语

- **紫米**又称为黑糯米，其外层具有抗氧化的花青素。体虚血虚者服用，可补元气，
但米较黏滞不易消化，因此以煮粥方式补充病友热量，而脾胃虚者不宜多食。

- **红豆**味甘酸、性平，含丰富皂素，具抗氧化作用，可以活化细胞、净化血液
及排毒；多量纤维，可促进肠胃蠕动、补血润肤、消除疲劳、舒缓情绪。

- **龙眼肉**性温、味甘，含丰富蛋白质、矿物质，能补脾益气、养血安神、补气生血。

Q 烹调健康实用技巧

- 这道粥品适合天寒时食用，暖身促进血液循环，帮助病友补血又抗癌。

- 紫米加红豆需要长时间炖煮，所以须先泡水，其他材料可后续加入，这样能让
食材烹调出来的味道有所区分。勿过量加入白果、核桃、龙眼，尤其是白果一
次 3 ~ 4 粒即可，太多则会引发如呼吸困难、呕吐、消化不良等中毒症状。

甘麦大枣汤

助眠、抗忧郁、舒缓紧张焦虑

热量（卡）	蛋白质（克）	脂质（克）	糖类（克）
40	0.5	0	9.5

材　料

甘草1钱（2～3片）、红枣4钱（7～8粒）、
浮小麦8钱（约30克）

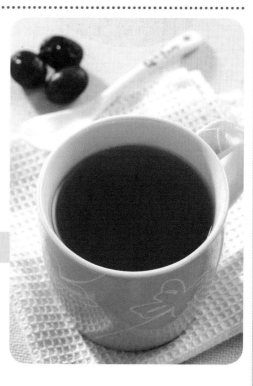

做　法

1）清洗所有材料；将所有材料放入锅子里，
加水约500毫升，焖煮10～15分钟，
待出味时即可熄火，倒出饮用。

♡ 食材营养贴心小语

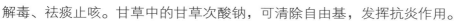

- **甘草**一般分为炙甘草、生甘草两种，炙甘
草为加入糖蜜加工熬煮而成的甘草，性较
温热，适合虚寒体质者使用，可治脾胃虚
弱、食欲不振；而生甘草为未经加工过的
甘草，较凉性，适用于热性体质，可清热
解毒、祛痰止咳。甘草中的甘草次酸钠，可清除自由基，发挥抗炎作用。
- **浮小麦**含有碳水化合物、蛋白质、B族维生素等营养成分。在中医孙思邈的《千
金食治》里提到"小麦为养心气、心病者宜食"。而在中医观点里，浮小麦
主要养心安神、除烦止渴、健脾止痢功效。

🔍 烹调健康实用技巧

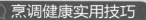

- 这道甘麦大枣汤，利用浮小麦与红枣煮茶，可改善神经衰弱及失眠；茶饮味
甘甜，在睡前饮用一杯，更有助于安眠。

☑治疗期 ○恢复期 *润喉止吐·抗氧化

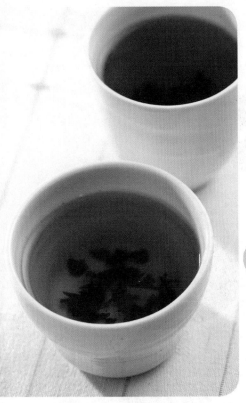

紫苏绿茶

止吐、抗癌

材 料

紫苏叶 1 钱（约 3.75 克）、绿茶 1 包（约 5 克）

做 法

1）把所有材料放入杯里，用 300 毫升热开水冲泡，待绿茶出味，立即取出茶包，即可饮用。

♡食材营养贴心小语

- **紫苏叶**有绿色及紫红色两种，紫红色紫苏叶所含的花青素有强大抗氧化作用；含有清香味的紫苏醛，则具有强力抗癌作用，并可促进胃液分泌。中医观点紫苏叶可健胃整肠、发汗解热、止咳等功效。

- **绿茶**含强大抗氧化的多酚类及儿茶素，能抑制细胞突变，增加免疫作用及强化抗癌。苦涩味的儿茶素，可附着于细胞膜的表面，发挥抗氧化作用，抑制细胞膜癌化，而且其抗氧化能力是维生素 E 的 50 倍，可预防癌症、高血压等。

○烹调健康实用技巧

- 紫苏绿茶可帮助有呕吐现象的病友，减缓症状，也可用来漱口，可润喉止吐。
- 泡茶时，可待绿茶包出味后先取出茶包，以免苦味太浓；怕茶太浓，可加开水 1 ~ 2 倍将浓度稀释再饮用。

参甘茶
提升免疫力、防止口腔感染及风寒

材　料
西洋参1钱（3～4片）、
甘草2钱（2～3片）、
干燥薄荷叶2钱（约10克）

做　法
1）将西洋参、甘草放入茶壶，加水300
　　毫升煮开，待甘草片呈深褐色后，加
　　入薄荷叶立即熄火，倒出饮用，约剩
　　200毫升。

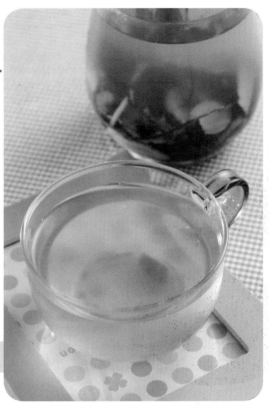

♡ 食材营养贴心小语

- **西洋参**味甘苦、性微寒，含皂苷、挥发油、氨基酸成分，可益肺阴、清虚火、生津止渴。而人参皂苷可以抗病毒、抗疲劳，对大脑有镇静功效，并可增进自然杀手细胞作用杀死癌细胞，消除化疗及电疗的不良反应。
- **薄荷叶**能散热发汗、消炎镇痛，并可缓解化疗后口腔溃疡、发炎不适及疼痛等症状。薄荷叶具有抗病毒、抗氧化作用，能保护上呼吸道器官的上皮细胞防止受感染，也能刺激皮肤末梢感受器，促进皮肤血流通畅，可发挥消炎镇痛作用。

Q 烹调健康实用技巧

- 此道参甘茶可舒缓疼痛且清凉可口，非常适合有口腔溃疡症状的病友饮用。薄荷叶最后才加入，可防止薄荷脑精油挥发。
- 若用冲泡方式，则浸泡时间需较久15～20分钟，最后再加入薄荷叶。

Healthy

Ｔｅａ
生脉饮　**茶饮篇**　✅ 治疗期　✅ 恢复期　＊ 改善口干舌燥 · 补充元气

生脉饮

滋阴润喉、补气安神

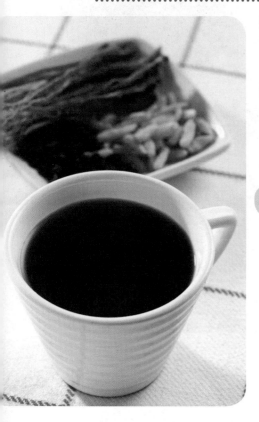

材 料

人参须 3 钱、五味子 3 钱、麦冬 3 钱

做 法

1）将所有材料略冲净，放入 300～400 毫升（约 2 碗）水中，用中火煮滚 5～10 分钟后熄火，倒出饮用。

♡ 食材营养贴心小语

- **人参须**味微苦、性凉，具有补气益肺、生津安神的功效，能改善食欲不振、倦怠、惊悸、消渴久虚等症状。人参须含有人参皂苷可以稳定神经系统，提高消化吸收功能，保护胃肠细胞，还可防止 DNA 损伤及突变作用，有效抗癌。

- **五味子**性温、味酸，属于上品中药，能够滋肾、生津、收汗，含有木质素能够保肝，抑制自由基对细胞的伤害，提高免疫力；近代研究发现，五味子对神经系统有兴奋作用，能改善智力，提升工作效率，可治疗精神疾病，如忧郁症、压力。

- **麦冬**味甘微苦、性寒，能提高人体对缺氧时的耐受能力。以中医观点而言，可养阴润肺、清心除烦、益胃生津，且具有抗菌作用、修护胰岛细胞功能进而帮助降血糖。

🔍 烹调健康实用技巧

- 此道生麦饮呈酸甘苦味，汤汁颜色较暗黑，可分次饮用或冲淡浓度稀释 2～3 倍再饮用。

- 需注意的是，每日用量勿超过一帖量 250～300 毫升。脾胃虚寒者忌服用。

- 此茶饮亦可冲泡方式，时间须增为 15～20 分钟。

牛蒡茶

清热排毒、强力抗癌

热量（卡）	蛋白质（克）	脂质（克）	糖类（克）
115	3.2	0.6	25

材　料

牛蒡 80 克、枸杞 10 克

做　法

1）将牛蒡洗净后用刀背刮皮，再切片或细丝；枸杞略冲净备用。

2）将牛蒡加入水 500 毫升中，用中火熬煮至熟，10 ～ 15 分钟，去渣留汁，加入枸杞即可饮用。

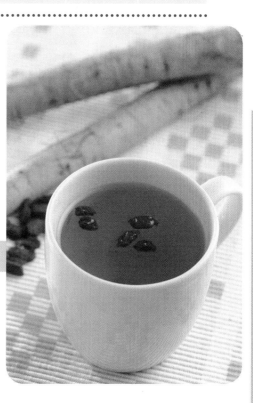

♡ 食材营养贴心小语

● **牛蒡**是东西方药草重要的排毒剂之一，能够净化血液，其中的精氨酸，可以提升免疫力，防止细胞癌化；膳食纤维则可吸收水分，有利通便、排除毒素；木质素可以协助其他抗癌物如绿原酸、多酚类，帮助对抗癌症，促进肠内毒素排除。

● **枸杞**抗氧化能力可说是名列前茅，滋肾补肝、益精明目、改善头晕目眩、疲倦，现代药理研究发现，枸杞还可抑制脂肪肝，防止肝功能紊乱。枸杞含有甜菜碱、核黄素、类胡萝卜素、钙、磷、铁、锌等元素，能够提升免疫力；枸杞多糖能够调节免疫；有机锗元素则具有抗氧作用，可抑制肿瘤生长。

🔍 烹调健康实用技巧

● 此道牛蒡茶可帮助化疗及放射治疗的病友排毒，可作为日常饮料，一日可饮 2 ～ 3 次，每次 250 毫升，所以一次可煮一天的量 500 ～ 750 毫升，放于冰箱冷藏，饮用前再取出加热即可。

● 牛蒡的有效成分在外皮附近，所以只要刀背轻刮皮即可，且牛蒡必须斜切使切口变大，木质素才能大量释出，增加抗癌效果。

● 若只有饮用茶汁，热量便只有 35 卡；食用牛蒡及枸杞，热量则有 115 卡。

Healthy

三花茶　**茶饮篇**　☑治疗期　☑恢复期　＊改善口腔溃疡及嘴破

三花茶
清热解毒、提升免疫力

材　料
干燥菊花15克、干燥茉莉花15克、金银花15克

做　法
1）将所有材料放入杯中，冲入200毫升热水，加盖焖10分钟，去渣后即可饮用。

♥ 食材营养贴心小语

- **菊花**味甘苦、性凉，含有挥发油、胆碱、木犀角苷、菊苷等成分，有清热消炎、消肿杀菌、明目镇静等作用，可改善头痛、心胸灼热、感冒，还可预防中暑。药用菊花有两种，黄菊花可散风清热，白菊花可养肝明目。
- **茉莉花**味甘、性温，含有挥发油、芳樟醇、茉莉酮等成分，能清热利湿、解
- 表益气，并能清虚火，改善口腔溃疡及食欲不振，并有安眠作用。
- **金银花**味甘、性寒，可改善咳嗽、肠炎，主治清热解毒、消炎杀菌且利尿。金银花含有绿原酸及挥发油成分，可促进白细胞的吞噬作用，改善化疗期口干舌燥的不适及缓解疼痛。医学研究上显示，金银花具有广泛性杀菌，如肺炎球菌、大肠杆菌、绿脓杆菌皆有抑制作用。

🔍 烹调健康实用技巧

- 此道三花茶适合治疗期间的病友饮用，有助排除体内毒素，改善口腔溃疡，帮助消炎及防止恶化。
- 食谱中的菊花除了熬煮成茶饮，也可煮粥，准备菊花10克、甘草1～2片、白米1/2杯（约30克），放入适量的水，以慢火熬煮成粥，可加入少许冰糖入味，有清热退火功效，可缓解嘴破、溃疡疼痛，非常适合癌症病友食用。

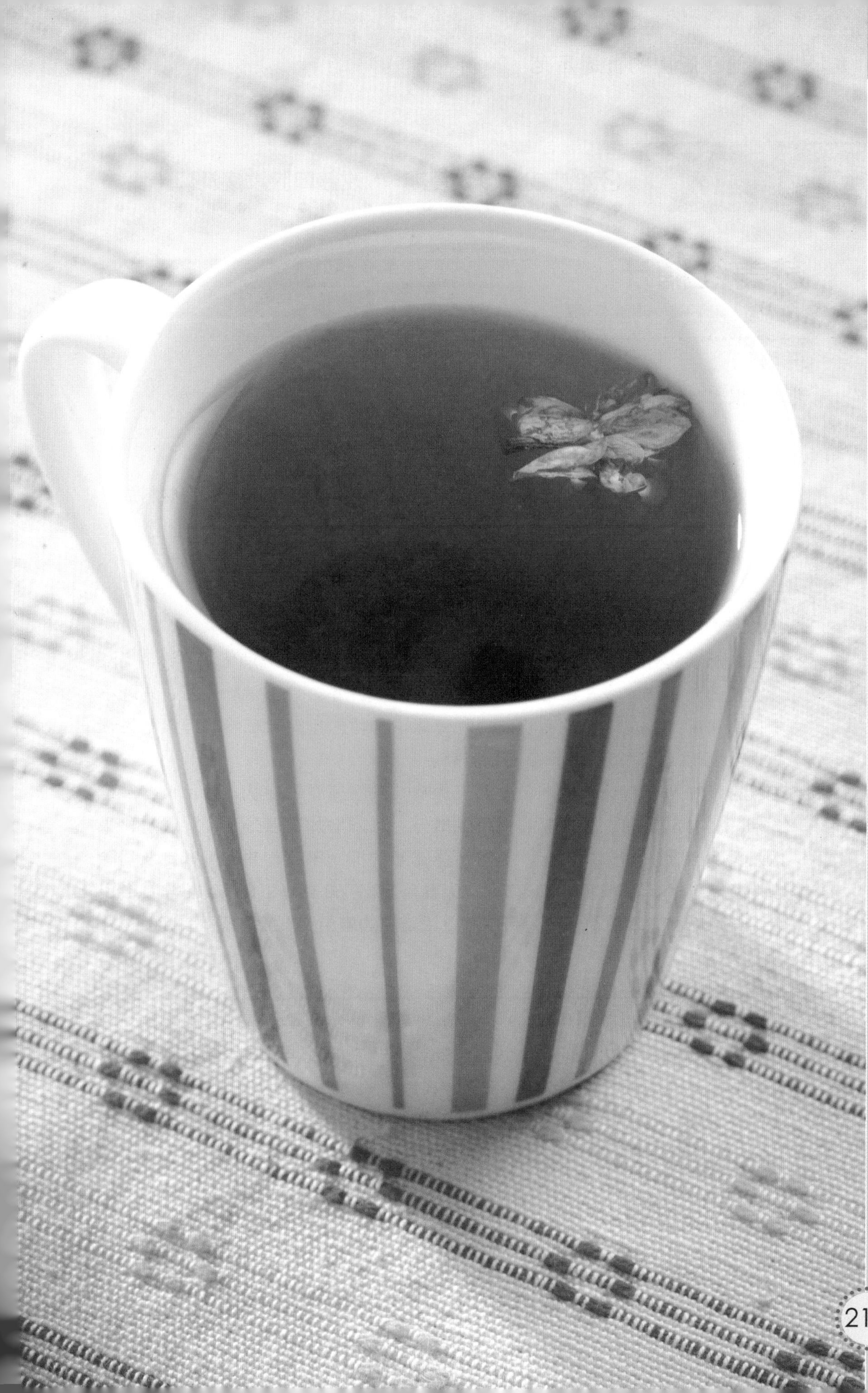

葱姜红糖汁
防嘴破、口干、清除口臭

热量（卡）	蛋白质（克）	脂质（克）	糖类（克）
45	0.7	0	11

材　料
葱白 2 根、老姜片 20 克、红糖 1 小匙

做　法
1）将葱白洗净，切约 2 厘米小段；姜片磨成汁 10 ～ 15 毫升。把所有材料放于杯中，冲入 250 毫升热水，盖上杯盖焖 10 分钟后搅拌均匀即可。

♡ 食材营养贴心小语

● **葱白**的辣素及槲皮素可以杀菌、抗菌；硫化丙烯则可以促进消化液分泌，增进食欲及改善手脚冰冷，还可提高维生素 B_1 的利用率，能够消除疲劳、焦躁不安，有镇静功效；内含的有机硫化物还能增加体内排除致癌物的酵素活性，排出致癌物，预防肝癌、胃癌、结肠癌。

● **姜**性热、味辛，有暖胃散寒、改善反胃呕吐及腹痛腹泻症状，并且具有解毒作用。姜含有姜醇、姜油酮等挥发油成分，可以增加胃液分泌，促进消化吸收及强力杀菌。临床研究上，姜对黄曲霉素的抑制率高，并且可抑制及清除自由基。不过，姜不可食用太多，一天食用 50 ～ 60 克以下，其药性辛温会引发口干、咽痛及鼻出血情形，所以放射线治疗的癌症病友暂时不要食用。

🔍 烹调健康实用技巧

● 此道葱姜红糖汁，化疗期间病友口腔溃疡及口干时饮用，可减缓不适症状。所以不妨一次多煮二、三次的分量冷藏，饮用前再取出加热即可。

● 姜一天使用量不超过 60 克，若觉得太辛辣，可加开水 1 倍予以稀释。

214

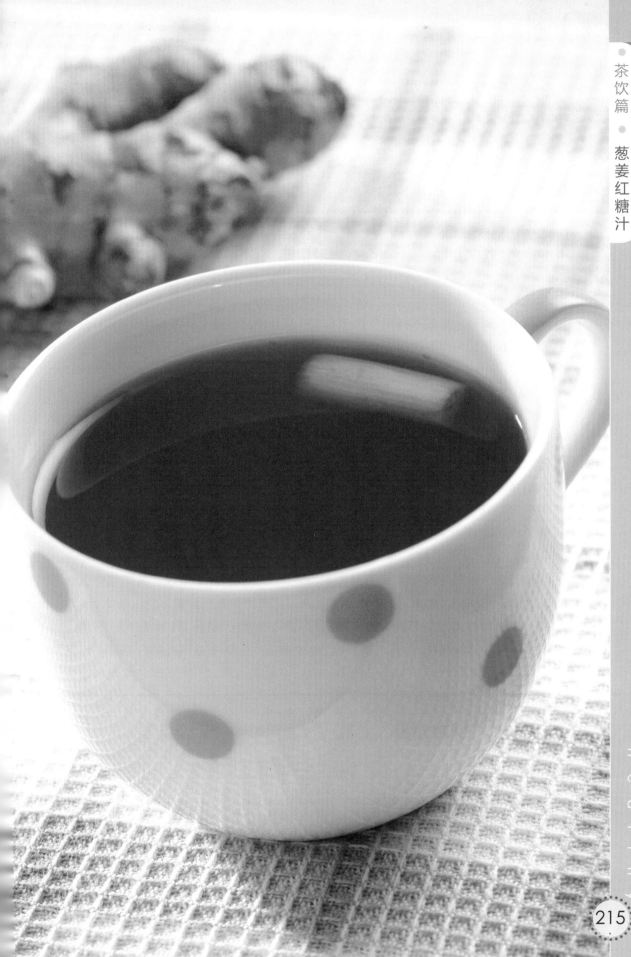

山楂洛神茶 **茶饮篇**　　✅治疗期　✅恢复期　＊改善食欲不振·排毒

山楂洛神茶
抗氧化抗癌、提升食欲、消解胀气

热量（卡）	蛋白质（克）	脂质（克）	糖类（克）
36	0	0	9

材　料

山楂 5 克、冰糖 1 小匙、干燥洛神花（玫瑰茄）5 克

做　法

1）将所有材料一起放入杯里，用热水 250 毫升冲泡，盖上杯盖焖约 5 ~ 10 分钟后，搅拌均匀即可饮用。

♡ 食材营养贴心小语

- **山楂**味酸、性温，可散瘀血、降血压，并能增加胃消化酶，帮助消化，还能刺激食欲，也可以清除胆固醇降低血脂肪，改善动脉粥状硬化，防治心血管疾病。山楂含有山楂酸，黄酮类，β－胡萝卜素，维生素 C、维生素 B_2 及钙、磷、铁等成分，其中的黄酮类及维生素 C，能够增强免疫力及抗炎作用。现代医学研究证明，山楂中维生素 C 为山楂酸所保护，可经过加热却不会被破坏；维生素 C 是抗氧化剂，能使癌细胞丧失活力，具有抗癌功效。

- **洛神花**含有抗氧化剂的类黄酮素、多酚酸、花青素、异黄酮素，其花萼中也含有大量的有机酸、糖类、果胶类、黄酮素等成分；类黄酮素能够防止脂质氧化，还可以清除自由基；而多酚酸可抑制因化学致癌物的癌症，如大肠癌、肝癌、胃癌，并可清除自由基，抑制氧化性伤害造成的肝病变进而保护肝细胞；而花青素具有抗氧化性及抗突变性，可清除肠中的氧化物，预防肠癌，并能抑制黄曲霉素的合成，减少对肝脏的伤害。

🔍 烹调健康实用技巧

- 此道山楂洛神茶，适合化疗时食欲不振或腹胀不适的病友，帮助提升食欲及消腹胀，可一次煮多量，放冰箱冷藏，食用时倒出适量加温即可，1 天建议最多 2 ~ 3 杯（350 ~ 450 毫升）。但肠胃虚弱者，不适合过量饮用，以一次为限，可加水稀释 1 倍。空腹时绝不能喝，因为山楂及洛神花含酸量大，会伤害胃黏膜，胃溃疡者更不宜饮用。

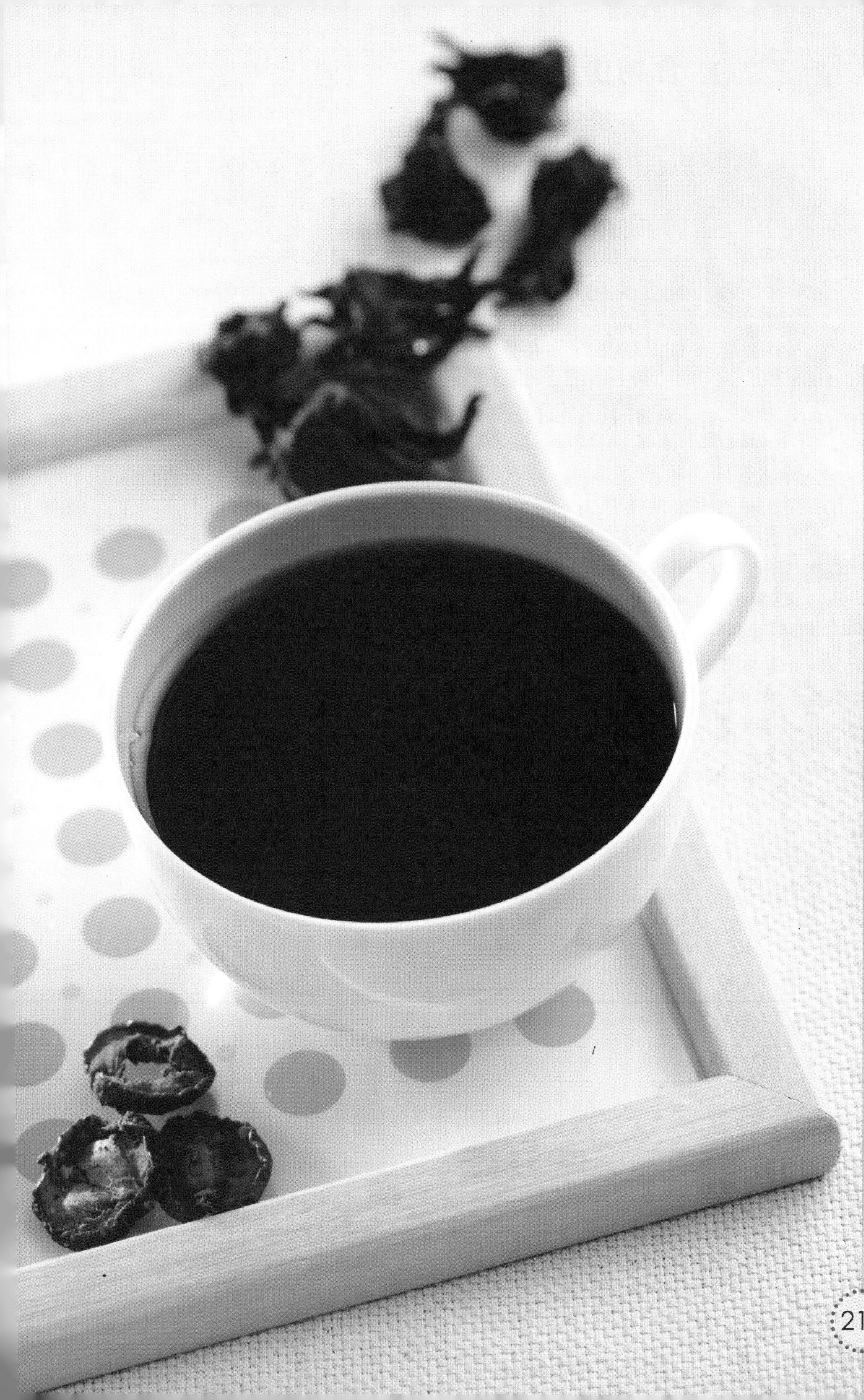

食物份量替代表

●依各种不同热量需求的食物份量分配表

	水果（份）	蔬菜（碗）	五谷类（碗）	肉、鱼（两）	奶类（杯）	油（匙）
1 500 卡	3	3	2.5	3	1	5
1 800 卡	3	4	3	4	1	6
2 100 卡	4	5	3.5	5	1	7
2 400 卡	4	5	4	6	1	8

●五谷杂粮类和根茎类份量表

食物名称	1 份量	重量（克）	热量（卡）	食物名称	1 份量	重量（克）	热量（卡）
米饭（熟）	1/4 碗	50	70	土司面包	1 片	25	70
面条（熟）	1/2 碗	60	70	地瓜	1/2 个	55	70

●乳类和乳制品份量表

食物名称	1 份量	重量（克）	热量（卡）	食物名称	1 份量	重量（克）	热量（卡）
全脂鲜奶	240 毫升	7.4	152	低脂奶粉	3 匙	8.2	106
鲜乳（低脂）	240 毫升	7.0	95	酸乳酪	1 杯（布丁杯）	3.5	92

●豆类及豆制品食物份量表

食物名称	1 份量	重量（克）	热量（卡）	食物名称	1 份量	重量（克）	热量（卡）
豆浆	240 毫升	7	165	五香豆干	40 克	7	64
黄豆粉	20 克	7.5	80	豆腐（盒装）	100 克（1/3 盒）	7	79

●蔬果份量表

食物种类	1 份量（克）	蛋白质（克）	热量（卡）	食物种类	1 份量（克）	蛋白质（克）	热量（卡）
地瓜叶（生）	100	3.3	30	黄豆芽	70	5.0	26
青花菜	100	4.0	25	新鲜香菇	100	3.4	40

食物种类	1 份量（克）	糖分（克）	热量（卡）	食物种类	1 份量（克）	糖分（克）	热量（卡）
苹果	130	16	61	猕猴桃（1.5 个）	125	14.8	61
香蕉（1/2 根）	95	15.8	61	柳丁（个）	170	15.0	60

●油脂类（包含坚果类）份量表

种类	1 份量	脂肪（克）	热量（卡）	种类	1 份量	脂肪（克）	热量（卡）
植物油	1 茶匙	5	45	黑芝麻粉	9 克（2 匙）	4.9	54
核桃（生）	7 克（2 粒）	5.0	48	芝麻酱	10 克（2 匙）	5.3	64

1. 食物与癌症（第三版）／林松洲／凯伦出版／2003 年 2 月。

2. 各种癌症的自然疗法／林松洲／凯伦出版／2003 年 2 月。

3. 新一生的营养规划／张金坚、黄中洋、李贞贞／艺轩图书／2003 年 10 月。

4. 生命期营养：改变一生的饮食计划／Iowa Diatetic Association、王慧芳编译／合记图书／2007 年 2 月。

5. 有机生活实践手册／台北市塯公农业产销基金会编印。

6. 生机饮食志／徐上德／世一文化／2001 年 5 月。

7. 台湾有机食材地图／麦浩斯／2009 年 1 月。

8. 生机饮食经／徐上德／世一文化／2001 年 1 月。

9. 慈心大地：健康食品好人生／福智之声出版社／2009 年 3 月。

10. 真食物的奥秘／Nina Planck、顾景怡译／康健／2008 年 9 月。

11. 救命饮食／T. Colin Campbell、Thomas M Campbell II、吕其钦 倪婉君译／柿子文化／2007 年 5 月。

12. 地球上最健康的 150 种食材／Jonny Bowden、曾育慧译／商周出版／2008 年 8 月。

13. 吃素真健康／杨淑惠／喜鹊文化／2005 年 5 月。

14. 能量食物／赵思姿／如何出版／2005 年 2 月。

15. 五色蔬果健康全书／吴映蓉／脸谱出版／2006 年 12 月。

16. 孙安迪之免疫处方：蔬果篇／孙安迪／时报文化／2006 年 1 月。

17. 吃出免疫力（抗老防癌很容易）／孙安迪／民视文化／2003 年 4 月。

18. 五色营养／家庭书架编委会、潘怀宗监修／文经／2009 年 4 月。

19. 吃对食物 100 分／何一成、林君玉、黄美智／康健文化／2006 年 1 月。

20. 提升免疫力特效食谱／浅野次义监修、刘美志译／尖端出版／2004 年。

21. 图解 80 种常用食物营养疗效／四村哲彦、王蕴洁译／世茂／2005 年 1 月。

22. 这样吃一定健康／台大医院营养部／元气斋出版／2006 年 5 月。

23. 新纤健康素／谢宜芳／三采文化／2001 年 12 月。

24. 食物烹调原理与应用／王瑶芳／华都文化／1997 年 9 月。

25. 蔬菜食疗小百科／袁庭芳／世茂／2004 年 7 月。

26. 杂粮食疗小百科／袁庭芳／世茂／2004 年 11 月。

27. 常用根茎食物疗病法／林建安／世茂／2002 年 2 月。

28. 惊异的饮食疗法／陈慕纯／联合文学／2007 年 4 月。

29. Omega-3 脂肪酸的超强功效／Donald Rudu、Clara Felix／世茂／2002 年 8 月。

30. 只买好东西／朱慧芳／新自然主义／2008 年 9 月。

31. 吃对了 永远都健康／陈俊旭／苹果屋／2008 年 6 月。

32. 吃错了 当然会生病／陈俊旭／新自然主义／2007 年 1 月。

33. 提升你的抗癌力／张之申、赖圣如／台视文化／2006 年 2 月。

34. 用心饮食／Jane Goodall 等着、陈正芬译／大块文化／2007 年 7 月。

35. 饮食防癌／罗伯特. 哈瑟瑞博士、邱温译／生命潜能／2001 年 3 月。

36. 身心完整保健康／雷久南／慧炬／2006 年 9 月。

37. 药膳总论／蔡东湖、郭啸天、陈淑娟／国立空中大学／2002 年 6 月。

38. 食疗中医／关培生／万里机构／2001 年 10 月。

39. 中药材食疗事典／生活品味编辑部／品鉴文化／2007 年 2 月。

图书在版编目（CIP）数据

癌症素食全书/张金坚，柳秀乖著 . —北京：
中国农业大学出版社，2011.12
ISBN 978-7-5655-0434-1

Ⅰ. ①癌… Ⅱ. ①张… ②柳… Ⅲ. ①癌-食物疗法
Ⅳ. ①R247.1

中国版本图书馆 CIP 数据核字(2011)第 216731 号

著作权合同登记图字:01-2011-2703

书　名	癌症素食全书		
作　者	张金坚　柳秀乖著		
责任编辑	张蕊　张玉	特邀编辑	冯媛媛
封面设计	东方黑马	责任校对	王晓凤　陈莹
出版发行	中国农业大学出版社		
社　址	北京市海淀区圆明园西路 2 号	邮政编码	100193
电　话	发行部 010-62731190,2620	读者服务部	010-62732336
	编辑部 010-62732617,2618	出　版　部	010-62733440
网　址	http://www.cau.edu.cn/caup	e-mail	cbsszs@cau.edu.cn
经　销	新华书店		
印　刷	涿州市星河印刷有限公司		
版　次	2012 年 3 月第 1 版　2014 年 3 月第 2 次印刷		
规　格	787×1 092　16 开本　13.75 印张　340 千字		
定　价	55.00 元		

图书如有质量问题本社发行部负责调换